基础护理技术

JICHU HULI JISHU

学生手册

主　编：郑　进　蒋　燕
编　者（按姓氏笔画排序）：
王雨婷　四川长江职业学院
王思懿　四川长江职业学院
刘　杨　四川长江职业学院
陈丹薇　四川长江职业学院
陈雪倩　四川长江职业学院
郑　进　四川省第二中医医院
蒋　燕　四川长江职业学院

U0278223

华中科技大学出版社
http://press.hust.edu.cn
中国·武汉

目录

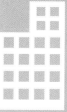

单元一
铺床技术

 任务 1.1　铺备用床

日期：　　　　　　　　　　　小组组别：

小组成员：

单元一答案

铺备用床操作任务单

【情景案例】

患者王某,女,65岁,住院号:××××。以慢性支气管炎、肺气肿收住入院,经治疗后病情稳定,医生开具出院医嘱。

任务下达:请为该患者准备床单位。

第一步:以备用床为模板画出床单位的构成。

第二步:写出病床的分类和目的。

病床	目的
1.	
2.	
3.	

第三步:以组为单位寻找铺备用床案例,并分析该案例铺备用床的目的。

第四步:完成该案例模拟医嘱单的书写。

医　嘱　单

姓名:　　性别:　　年龄:　　科别:　　床号:　　住院号:

日期	时间	医嘱	医生签名	执行时间	执行护士签名

第五步:完成实训操作。

第六步:完成实训评价。

一、任务自评

完成较好的方面:

有待改进的方面:

二、教师评价

铺备用床操作评分表

考核内容		考核点及评分要求	分值	得分
评估及准备〈20分〉	目的〈4分〉	保持病室整洁,准备收住新患者	4	
	病房环境〈2分〉	病室内无患者进餐或治疗,已消毒通风,适合操作	2	
	治疗室护士〈4分〉	着装整洁,已修剪指甲,按七步洗手法要求洗手,戴口罩	4	
	治疗室用物〈10分〉	用物准备齐全,折叠方法正确,按顺序放置于护理车上(少一样扣1分,顺序放错扣1分)	10	
实施〈65分〉	铺床前准备〈10分〉	携用物至床旁,移开床旁桌,离床约20 cm;移椅至床尾正中,离床约15 cm	4	
		检查床垫完好,酌情清扫床垫	4	
		将护理车放置在床尾	2	
	铺平床褥〈5分〉	铺床褥,上缘齐床头	5	
	铺大单(斜角法)〈20分〉	将大单放于床褥上,中线对齐床中线,按序打开	2	
		先铺近侧床头大单:一手托起床头的床垫,另一手伸过床头中线,将大单塞入床垫下	2	
		铺床角:在距床头约30 cm处,向上提起大单边缘,使其同床边垂直呈一等腰三角形。以床沿为界将三角形分为两半。上半三角暂时覆盖于床上,下半三角平整地塞于床垫下,再将上半三角翻下塞于床垫下	3	
		至床尾,拉紧大单,同法铺好床角	3	
		两手拉紧大单中部边缘,平整地塞于床垫下	5	
		转至对侧,同法铺好对侧大单	5	
	套被套("S"形)〈20分〉	将被套正面向外,中线对齐床中线,齐床头放置,分别向床尾、两侧打开,开口向床尾,将开口端上层被套向上拉约1/3	4	
		将"S"形折叠的棉被放入开口处,拉棉被上端至被套封口处对齐,再将竖褶棉被逐层打开,对好两上角	4	
		盖被上缘与床头齐,至床尾逐层拉平,系带	4	
		将盖被边缘向内折叠与床沿齐,铺成被筒,尾端向内折叠与于床尾齐	4	
		转至对侧同法铺好一侧盖被	4	

续表

考核内容		考核点及评分要求	分值	得分
实施〈65分〉	套枕套〈5分〉	将枕套套于枕芯上,四角充实,枕头平放于床头盖被上,开口端背门放置	5	
	归位整理〈5分〉	将床旁桌、椅放回原处	4	
		推车回治疗室,洗手	1	
整体评价〈15分〉		各层床单中线对齐,四角平整,病室及床单位整洁美观	10	
		程序正确,操作流畅,动作规范,遵循节力原则	5	
总分			100	

任务 1.2　铺暂空床

日期：　　　　　　　　　　小组组别：

小组成员：

铺暂空床任务单

【情景案例】

患者李某,女,55岁。住院号：××××,患冠心病8年,近期频发心绞痛,经门诊收住入院进一步治疗。

任务下达：请为该患者准备床单位。

第一步：以暂空床为模板画出床单位的构成。

第二步：写出铺暂空床的目的。

第三步:仿照情景案例完成铺暂空床案例和医嘱单的书写。

医 嘱 单

姓名: 性别: 年龄: 科别: 床号: 住院号:

日期	时间	医嘱	医生签名	执行 时间	执行护士 签名

第四步:完成实训操作。

第五步:完成实训评价。

一、任务自评

完成较好的方面:

有待改进的方面:

二、教师评价

铺暂空床评分考核表

考核内容		考核点及评分要求	分值	得分
评估及准备〈20分〉	目的〈5分〉	保持病室整洁,准备收住新患者	5	
	病房环境〈5分〉	病室内无患者进餐或治疗,已消毒通风,适合操作	5	
	治疗室护士〈5分〉	着装整洁,已修剪指甲,按七步洗手法要求洗手,戴口罩	5	
	治疗室用物〈5分〉	用物准备齐全,折叠方法正确,按顺序放置于护理车上(少一样扣1分,顺序放错扣1分)	5	
实施〈80分〉	铺备用床〈45分〉	铺好备用床	45	
	三折盖被〈10分〉	将暂空床盖被上端向内折叠,然后像扇形一样三折于床尾,使之与床平齐	10	
	铺中单〈10分〉	根据病情需要,铺一次性中单,中线和床中线对齐,铺在床中部时,上缘距离床头45～50 cm,边缘下垂部分一并塞入床垫下	10	
	套枕套〈5分〉	将枕套套于枕芯上,四角充实。枕头平放于床头盖被上,开口端背门放置	5	
	归位整理〈10分〉	将床旁桌、椅放回原处	5	
		推车回治疗室,洗手	5	
总分			100	

任务 1.3　铺麻醉床

日期：　　　　　　　　　　小组组别：

小组成员：

铺麻醉床任务单

【情景案例】

患者王某,男,39岁,公司职员。因转移性右下腹疼痛伴恶心2天入院,住院号：×××

×,查体:T 38.6 ℃,P 88 次/分,R 18 次/分,BP 134/88 mmHg。心肺正常,右下腹麦氏点压痛、反跳痛明显,腹肌紧张,未触及明显包块。实验室检查:WBC $17.1 \times 10^9/L$,N 82%。诊断:阑尾炎。患者于入院当天在硬膜外麻醉下行"阑尾切除术",术后返回病房,护士为该患者铺麻醉床。

任务下达:请为该患者准备床单位。

第一步:写出铺麻醉床的目的。

第二步:仿照情景案例完成铺麻醉床案例和医嘱单的书写。

医 嘱 单

姓名:　　性别:　　年龄:　　科别:　　床号:　　住院号:

日期	时间	医嘱	医生签名	执行时间	执行护士签名

第三步:写出麻醉护理盘中放置的物品。

第四步:完成实训操作。

第五步:完成实训评价。

一、任务自评

完成较好的方面:

有待改进的方面:

二、教师评价

铺麻醉床评分量表

考核内容		考核点及评分要求	分值	得分
评估及准备〈35分〉	目的〈10分〉	保持病室整洁,准备收住手术后患者	10	
	病房环境〈5分〉	病室内无患者进餐或治疗,已消毒通风,适合操作	5	
	治疗室护士〈10分〉	着装整洁,已修剪指甲,按七步洗手法要求洗手,戴口罩	10	
	治疗室用物〈10分〉	用物准备齐全,折叠方法正确,按顺序放置于护理车上(少一样扣1分,顺序放错扣1分)	10	

续表

考核内容		考核点及评分要求	分值	得分
实施 〈65分〉	撤出污单 〈10分〉	撤除污染的大单、被套、枕套,放入污物袋内	10	
	铺平大单 〈10分〉	同铺备用床法铺好近侧大单	10	
	三折盖被 〈10分〉	将暂空床盖被上端向内折叠,然后像扇形一样三折于床尾,使之与床平齐	10	
	铺中单 〈20分〉	根据患者的手术部位和麻醉方式铺一次性中单。先铺床中部中单(同铺暂空床),再铺床头中单,上缘与床头平齐,下缘压在中部中单上,床缘下垂部分塞入床垫下,转至对侧,逐层铺好大单、中单	20	
	套被套 枕套 〈5分〉	同铺备用床、暂空床	5	
	归位整理 〈10分〉	将床旁桌、椅放回原处	5	
		推车回治疗室,洗手	5	
总分			100	

【参考案例】

请同学们分组,并以组为单位随机选择案例情景并进行铺床技术考核。

情景一:刘某,女,65岁,以"急性心肌梗死"收住入院。1 h前心前区压榨样疼痛,并向左肩部放射,伴大汗、恶心、濒死感,舌下含服硝酸甘油仍不能缓解。入院后医生开具医嘱为其进行吸氧,止痛、溶栓、心电监护等治疗,请思考:护士应该为该患者铺何种病床?

情景二:患者王某,女性,32岁,患"甲状腺功能亢进"2年,运用抗甲状腺药物控制良好,因子宫肌瘤入院做急诊切除手术,请思考:护士应该为该患者铺何种病床?

情景三:程某,男,41岁,因高空坠落导致颅脑外伤,于全麻下行开颅手术,术后10天患者恢复良好出院,请思考:护士此时应为该患者铺何种病床?

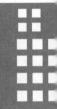

单元二
防控感染

 任务 2.1　完成防控医院内感染任务

日期：　　　　　　　　　　小组组别：

小组成员：

防控医院内感染任务单

【情景案例】

2019 年,共有 70 名患者在某县医院进行血液透析治疗,其中 28 名患者诊断有丙型病毒性肝炎(其中 9 名明确为入院透析前已感染丙型病毒性肝炎,其他 19 名确定为与血液透析有关的丙型病毒性肝炎),这是一起医院内感染事件。经调查发现,该医院血液透析室的管理不规范,血液透析室预防和控制医院内感染的规章制度、工作规范和技术规程均不完善,透析仪器复用登记不规范,特别是在透析仪器的消毒、丙型病毒性肝炎阳性患者的隔离及透析仪器复用的管理方面无具体要求,消毒隔离措施不落实。无论是阴性患者还是阳性患者,未能做到对透析仪器的一用一消毒,甚至未能做到每天消毒;使用未经许可的消毒液;未对使用中的消毒液进行浓度监测,部分透析仪器使用的消毒液浓度仅为标准浓度的 50%。

任务下达:请从以下几个步骤分析此案例,完成任务。

第一步:说明什么是医院内感染?

第二步:说明医院内感染的分类,分析该案例医院内感染的类型。

第三步:什么是感染链? 分析该案例的感染链。

第四步:如何预防此类医院内感染的发生。

任务 2.2　无菌技术操作

日期:　　　　　　　　　　　小组组别:

小组成员:

无菌技术操作任务单

【情景案例 1】

患者,女,35 岁。因车祸头部和左小腿外伤半小时入院,诊断为硬膜下血肿,左侧小腿挫裂伤,既往有重型乙型病毒性肝炎病史。患者行颅内血肿清除术,麻醉尚未清醒,听诊喉部有痰鸣音,生命体征尚平稳。

任务下达:请协助医生为该患者换药,并按无菌技术操作原则铺双巾盘。

【情景案例 2】

患者,女,30 岁,腹痛、频繁腹泻、排黏液脓血便、里急后重 3 天,查体:T 41.5 ℃,腹软,无明显压痛、反跳痛,收入住院部感染病区,初步诊断为急性细菌性痢疾。

任务下达:现准备为该患者进行口腔护理,请按无菌技术操作原则铺单巾盘。

第一步:请从上述两个无菌技术操作案例中选择一个,并摘录关键词填入下方空白框中。

第二步：以小组为单位，讨论得出无菌技术操作目的，并填入下方空白框中。

第三步：个人学习，思考无菌技术操作用物的准备，并将思考结果填入下方空白框中。

第四步：小组讨论：进行环境评估，并将思考结果填入下方空白框中。

第五步：小组讨论：进行自身评估，并将思考结果填入下方空白框中。

第六步：小组讨论：以下十个物品（检查用物）如何进行评估，并将思考结果填入下方表格。

(1)检查无菌包：

(2)检查无菌治疗碗包：

(3)检查无菌纱布罐：

(4)检查无菌棉球罐：

（5）检查无菌生理盐水：

（6）检查无菌棉签：

（7）检查碘伏：

（8）检查无菌持物钳：

（9）检查无菌治疗盘：

（10）检查弯盘：

第七步：

1. 小组讨论：如何监测无菌包压力蒸汽灭菌的效果，将讨论结果填写在下方空白框中。

2. 小组操作：打开无菌包，铺无菌治疗巾。

第八步：

1. 小组讨论：如何监测无菌治疗碗包压力蒸汽灭菌的效果，将讨论结果填写在下方空白框中。

2. 小组操作：打开无菌治疗碗包。

第九步：

1. 小组讨论：如何监测棉球罐或纱布罐压力蒸汽灭菌的效果，将讨论结果填写在下方空白框中。

2.小组操作:取棉球或纱布。

第十步:

1.小组讨论:如何检查无菌溶液的质量,将讨论结果填写在下方空白框中。

2.小组操作:倒无菌溶液。

第十一步:小组操作:盖无菌盘,将操作要点填写在下方空白框中。

第十二步:

1.小组讨论:如何做到防止交叉感染,将讨论结果填写在下方空白框中。

2.小组操作:携用物至床旁,床旁操作,洗手开盘。

第十三步:完成实训评价。

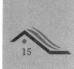

一、任务自评：

完成较好的方面：

有待改进的方面：

二、教师评价

(一)知识应用测评

[单项选择题]

1.压力蒸汽灭菌效果检测,最可靠的方法是( )。

A.生物监测法

B.物理监测法

C.化学指示胶带监测法

D.化学指示卡监测法

E. B-D 试验

2.压力蒸汽灭菌后的无菌包外指示胶带变何种颜色表示灭菌合格?( )

A.黑色

B.黄色

C.橙色

D.紫色

E.红色

3.下列消毒灭菌时间不正确的是?( )

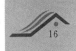

A. 手术器械采用高压蒸汽灭菌,其灭菌时间为 30 min

B. 铺好的无菌盘有效期为 4 h

C. 高压蒸汽灭菌后无菌包可保留 7 天

D. 紫外线进行空气消毒的时间是 30～60 min

E. 臭氧进行空气消毒 10 min 后方可进入

4. 正确使用无菌持物钳的方法是(　　)。

A. 门诊换药室的无菌持物钳应每周消毒一次

B. 始终保持钳端向上,不可跨越无菌区

C. 取放持物钳时不可触及容器液面以上内壁

D. 到远处取物应速去速回

E. 可以夹取任何无菌物品

5. 医院内感染最主要的感染源是(　　)。

A. 患者自身

B. 感染后有临床症状的患者

C. 病原体携带者

D. 患者家属

E. 医院工作人员

6. 下列哪项符合无菌技术操作原则?(　　)

A. 手持无菌镊的 1/2 处

B. 持无菌容器时手指触及容器边缘

C. 将无菌敷料伸进无菌溶液瓶内取溶液

D. 将无菌盘的盖巾像扇形一样折叠时,开口边向外

E. 戴无菌手套的手触及另一手套反折部的外侧面

7. 下列哪项不符合无菌技术操作原则?(　　)

A. 操作时手臂须保持在腰部水平以上

B. 操作时不可面对无菌区讲话或咳嗽

C. 取出的无菌物品如不使用立即放回

D. 手臂不可跨越无菌区域

E. 怀疑无菌物品污染不可再使用

(二)实操技能测评

无菌技术操作评分表

评价内容	技术实施要点	分值	得分
操作前评估	评估操作环境是否符合要求	5	
	评估着装符合要求,按七步洗手法要求洗手	5	

评价内容	技术实施要点	分值	得分
操作步骤	**无菌持物钳：**		
	检查无菌持物钳包有无破损、潮湿，消毒指示胶带是否变色及其有效期	5	
	打开无菌钳包，取出镊子罐置于治疗台面上	5	
	取放无菌钳时，钳端闭合向下，不可触及容器口边缘，用后立即放回容器内	5	
	标明打开日期及时间	5	
	取用无菌溶液：		
	对所使用的无菌溶液进行检查、核对	5	
	按照无菌技术操作要求取出无菌液体	5	
	手握标签面，先倒少量溶液于弯盘内，再由原处倒所需液量于无菌容器内	5	
	取用后立即塞上橡胶塞，消毒瓶塞边缘	5	
	记录开瓶日期、时间，已打开的溶液有效使用时间是 24 h	5	
	无菌容器使用：		
	打开无菌容器时，应当将容器盖内面朝上置于稳妥处，或者拿在手中	5	
	用毕立即将容器盖严	5	
	手持无菌容器时，应当托住底部	5	
	从中取物品时，应将盖子全部打开，避免物品触碰边缘而污染	5	
	铺无菌盘：		
	检查无菌包有无破损、潮湿，消毒指示胶带是否变色及其有效期	5	
	打开无菌包，用无菌钳取出 1 块治疗巾，放于治疗盘内	5	
	双手捏住无菌巾上层两角的外面，轻轻抖开，双折铺于治疗盘内，上层向远端像扇形一样折叠，开口边向外	5	
	放入无菌物品后，将上层盖于物品上，上下层边缘对齐，开口处向上翻折两次，两侧边缘向下翻折一次	5	
整理记录	携用物至床旁，床旁操作，洗手开盘	5	
总分		100	

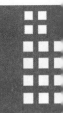

任务3 完成口腔护理操作任务

日期: 　　　　　　　　　小组组别:

小组成员:

单元三答案

口腔护理操作任务单

【情景案例】

患者王某,男,30岁,住院号:××××,因右肋部疱疹伴剧痛2天入院。查体:T 42 ℃,双侧腮腺肿大,收住感染科,诊断为带状疱疹。

任务下达:请为该患者进行口腔护理操作。

第一步:通过查询书籍、网络等方法识别并标明口腔和牙齿的结构。

第二步:请同学们自行上网寻找口腔护理案例进行操作,用GCS表评估患者意识,填写临时医嘱单。

Glasgow 昏迷量表(GCS)

项目	刺激	患者反应	评分
睁眼 (E)	自发	自己睁眼	4 分
	语言	呼叫时睁眼	3 分
	疼痛	疼痛刺激时睁眼	2 分
		任何刺激不睁眼	1 分
	如因眼肿、骨折等不能睁眼,应以"C"(closed)表示		C
言语反应 (V)	语言	能正确会话	5 分
		语言错乱,定向障碍	4 分
		说话能被理解,但无意义	3 分
		能发出声音,但不能被理解	2 分
		不发声	1 分
	因气管插管或切开而无法正常发声,以"T"(tube)表示		T
	平素有言语障碍史,以"D"(dysphasic)表示		D
运动反应 (M)	口令	能执行简单的命令	6 分
	疼痛	疼痛时能拨开医生的手	5 分
		对疼痛刺激有反应,肢体会回缩	4 分
		对疼痛刺激有反应,肢体会弯曲,呈"去皮质强直"姿势	3 分
		对疼痛刺激有反应,肢体会伸直,呈"去大脑强直"姿势	2 分
		对疼痛无任何反应	1 分
15 分表明意识清楚;12~14 分表明轻度意识障碍;9~11 分表明中度意识障碍,3~8 分表明昏迷			总分

患者病情摘要(需写出其生命体征数值):

患者意识状态(参照昏迷量表):

临时医嘱单

姓名: 床号: 性别: 年龄: 科别: 住院号:

签开医嘱			临时医嘱	执行医嘱		
日期	时间	医生签名		日期	时间	护士签名

第三步:陈述口腔护理整个过程中与患者的沟通技巧以及注意事项,并填写下方表格。

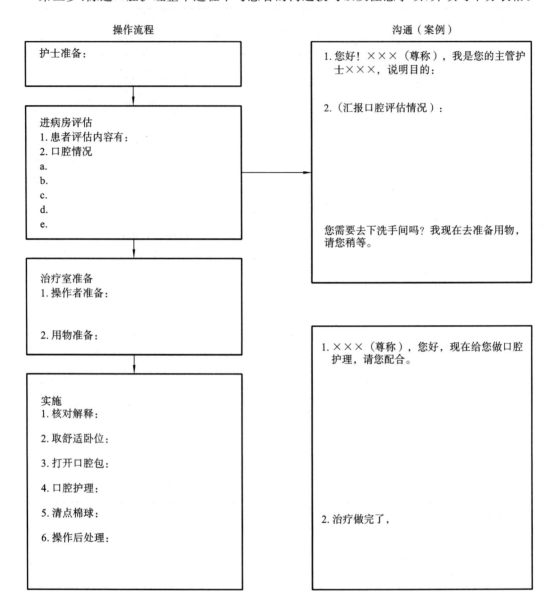

操作流程

护士准备:

进病房评估
1.患者评估内容有:
2.口腔情况
a.
b.
c.
d.
e.

治疗室准备
1.操作者准备:

2.用物准备:

实施
1.核对解释:

2.取舒适卧位:

3.打开口腔包:

4.口腔护理:

5.清点棉球:

6.操作后处理:

沟通(案例)

1.您好! ×××(尊称),我是您的主管护士×××,说明目的:

2.(汇报口腔评估情况):

您需要去下洗手间吗? 我现在去准备用物,请您稍等。

1.×××(尊称),您好,现在给您做口腔护理,请您配合。

2.治疗做完了,

第四步:完成实训评价。

一、任务自评

完成较好的方面:

有待改进的方面：

二、教师评价

口腔护理操作考核评分表

	技术实施要点	分值	得分
准备	护士准备：护士着装整洁、规范，洗手、戴口罩，核对医嘱	5	
	患者床旁：评估患者病情、自理能力、意识状况，告知口腔护理的目的，评估患者口腔状况。嘱患者张口，护士一手持手电筒，另一手持压舌板，昏迷者或牙关紧闭者，可用开口器协助张口。观察口腔情况（口唇、口腔黏膜、牙龈、舌苔有无异常，口腔有无异味，牙齿有无松动，有无活动义齿等）	5	
	用物准备：治疗盘内放口腔护理包、手电筒、治疗巾，必要时备开口器等； 治疗盘外备常用口腔护理液、口腔外用药、速干手消毒液等； 治疗车下层备生活垃圾桶、医用垃圾桶等	5	
操作中	携用物至床旁，核对患者信息，协助患者取侧卧位，头偏向一侧，面向护士	4	
	洗手，取治疗巾围于患者颈下及枕上	4	
	打开口腔护理包，数棉球	4	
	置弯盘于患者口角旁，润湿患者口唇	4	
	倾倒口腔护理液于棉球上和漱口杯内	4	
	用吸水管吸水漱口，有活动义齿者，取下活动义齿，用冷开水洗刷干净放于清水杯中备用	4	

续表

	技术实施要点	分值	得分
操作中	用弯止血钳夹取含有无菌溶液的棉球,拧干擦拭口腔 嘱患者张口闭齿,用压舌板轻轻撑开左侧颊部,止血钳夹紧棉球,擦洗左侧牙齿的外面,沿纵向擦洗牙齿,按顺序由臼齿洗向门齿。同法擦洗右侧牙齿的外面	5	
	嘱患者张开上、下齿,擦洗牙齿左上内侧面、左上咬合面、左下内侧面、左下咬合面,弧形擦洗左侧颊部	5	
	嘱患者张开上、下齿,擦洗牙齿右上内侧面、右上咬合面、右下内侧面、右下咬合面,弧形擦洗右侧颊部	5	
	擦洗硬腭部,舌面、舌下,口腔最底部	5	
	清点棉球	4	
	手电筒观察患者口腔有无棉球残留	4	
	协助患者用吸水管吸清水漱口(昏迷患者除外),将漱口水吐入弯盘,纱布擦净口唇	4	
	口唇涂石蜡油或润唇膏,必要时口腔用药	4	
操作后	撤下弯盘及治疗巾,协助患者取舒适卧位,整理床单位	4	
	指导患者口腔卫生知识	5	
	清理处置用物	4	
	洗手,记录患者口腔卫生状况及护理效果	2	
质量评定	护患沟通有效,关爱患者,人文关怀	5	
	操作熟练,动作轻柔,患者无口腔黏膜损伤,患者口腔清洁舒适	5	
总分		100	

任务4　完成鼻饲技术操作任务

鼻饲技术操作工作任务单

【情景案例】

患者王某，女,52 岁,住院号:××××,因不慎从楼梯摔倒后出现剧烈头痛、呕吐,伴意识不清 1 h 后急诊入院。查体:T 38.0 ℃,P 120 次/分,R 40 次/分,BP 160/100 mmHg,双侧瞳孔直径 3.0 mm,对光反射存在。大小便失禁,CT 显示"左侧颞叶出血"。诊断为脑挫裂伤、硬脑膜下血肿。经治疗 2 天后,患者生命体征平稳,但仍未清醒。

任务下达:请为该患者进行鼻饲技术操作。

第一步:请仿照该案例情景自行上网寻找类似案例,并填写下方表格。

患者病情摘要(需写出其生命体征数值):

　

进行病情分析并对患者意识状态进行评估

患者病情分析:

格拉斯哥(GCS)昏迷评分表判断意识状态:

第二步：思考哪些患者需要用鼻饲技术，并将思考结果填入下方表格。

鼻饲技术目的： 鼻饲技术适用范围： 组内选择案例的目的：

第三步：绘制从食管到胃的路径，并标出食管的三处狭窄处。

第四步：测量胃管插入长度，请找到剑突的位置。

第五步：观看会厌的结构和功能视频，分析会厌的特殊结构在鼻饲技术操作中需要注意的地方，将分析结果填入下方空白框中。

第六步：根据所选案例写出临时医嘱单，双人核对医嘱单，进入操作流程。

临时医嘱单

姓名：　床号：　性别：　年龄：　科别：　住院号：

签开医嘱			临时医嘱	执行医嘱		
日期	时间	签名		日期	时间	签名

续表

签开医嘱			临时医嘱	执行医嘱		
日期	时间	签名		日期	时间	签名

第七步:陈述鼻饲操作技术整个流程中与患者的沟通如何体现人文关怀以及注意事项有哪些,并填写下表。

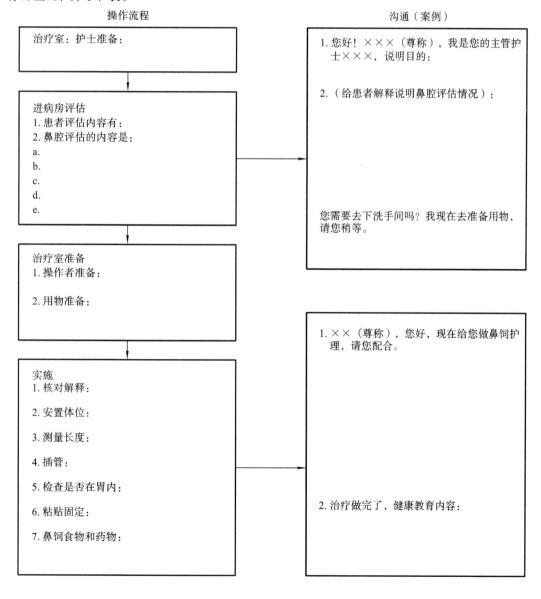

操作流程

治疗室:护士准备:

进病房评估
1.患者评估内容有:
2.鼻腔评估的内容是:
a.
b.
c.
d.
e.

治疗室准备
1.操作者准备:

2.用物准备:

实施
1.核对解释:

2.安置体位:

3.测量长度:

4.插管:

5.检查是否在胃内:

6.粘贴固定:

7.鼻饲食物和药物:

沟通(案例)

1.您好!×××(尊称),我是您的主管护士×××,说明目的:

2.(给患者解释说明鼻腔评估情况):

您需要去下洗手间吗?我现在去准备用物,请您稍等。

1.××(尊称),您好,现在给您做鼻饲护理,请您配合。

2.治疗做完了,健康教育内容:

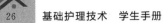

第八步:分组按照选择案例开始操作。

第九步:完成实训评价。

一、任务自评

完成较好的方面:

[空白框]

有待改进的方面:

[空白框]

二、教师评价

(一)知识应用测评

[单项选择题]

1.鼻饲技术的适用对象不包括( )。

A.早产儿

B.口腔疾病者

C.昏迷患者

D.拒绝进食患者

E.偏食者

2.成人患者胃管插入的长度为( )。

A.14～16 cm

B.25～35 cm

C.45～55 cm

D.60～70 cm

E.80～90 cm

3.正确测量胃管插入长度的方法是( )。

A.从鼻尖至剑突

B.从前发际至剑突

C.从眉心至胸骨柄

D. 从眉心至剑突

E. 从前发际至胸骨柄

4. 插胃管时患者出现呛咳、发绀,护士应( )。

A. 立即拔出胃管

B. 嘱患者深呼吸

C. 指导患者做吞咽动作

D. 继续插入

E. 稍停片刻重新插入

5. 关于鼻饲技术的操作方法,下列错误的是( )。

A. 每次鼻饲量不超过 200 mL

B. 每次灌注前应检查胃管是否通畅

C. 每次鼻饲前注入少量温开水,以证实胃管是否在胃内

D. 药品研碎溶解后灌入

E. 拔管应夹紧胃管末端快速拔出

6. 长期鼻饲患者胃管更换时间为( )。

A. 每天 1 次

B. 隔天 1 次

C. 每周 1 次

D. 每周 2 次

E. 每月 1 次

患者,男,45 岁。脑外伤昏迷 2 周,现遵医嘱予鼻饲饮食(7—9 题共用题干)。

7. 为了提高插管成功率,应重点采取的措施是( )。

A. 患者取平卧位,以利于胃管插入

B. 先稍向上而后平,再向下缓慢轻轻地插入

C. 插管时动作要准确,让胃管快速通过咽部

D. 插入 15 cm 时,托起患者头部使下颌靠近胸骨柄

E. 检验胃管是否在胃内,用注射器抽吸有无胃液

8. 为患者注入鼻饲液的量和时间间隔分别是( )。

A. >200 mL、2 h

B. <200 mL、4 h

C. >200 mL、3 h

D. >200 mL、4 h

E. <200 mL、2 h

9. 鼻饲注入流质饮食后,再注入少量温开水的目的是( )。

A. 使患者温暖舒适

B. 准确记录出入液量

C. 防止患者呕吐

D. 冲净胃管,避免鼻饲液积存于胃管内

E. 保证足够的水分摄入

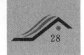

(二)实操技能测评

鼻饲技术操作流程及评分表

操作项目	操作内容	分值	得分
评估〈10分〉	护士准备:着装整洁、规范。核对医嘱,带手电筒来到病房	2	
	患者评估:至床旁,核对患者床头卡/腕带信息。评估患者病情、意识状态、鼻腔情况,说明操作目的、方法,取得患者配合,评估周围环境,用手电筒观察鼻腔(鼻腔是否通畅、有无息肉,是否做过鼻腔手术,有无鼻中隔偏曲),询问大小便	3	
	回治疗室,检查准备用物: (1)治疗盘内无菌鼻饲包、棉签、胶布、别针、听诊器(必要时)、水温计、手电筒、弯盘。 (2)鼻饲液:38～40 ℃。 (3)其他:医嘱单、治疗卡、手消毒液、医用垃圾桶、生活垃圾桶	5	
操作步骤〈90分〉	携用物至患者床旁,再次核对。简单解释后开始操作	5	
	根据患者病情取坐位、半卧位或仰卧位,头稍后仰;有活动义齿或眼镜者取下妥善保管	5	
	确定患者剑突位置,做标记	5	
	洗手	5	
	①戴手套,棉签清洁鼻腔;②检查胃管是否通畅;③测量胃管插入长度(一般为前额发际到胸骨剑突处或由耳垂经鼻尖至胸骨剑突的距离,成人45～55 cm,婴幼儿14～18 cm);④做好标记	5	
	用石蜡油纱布润滑胃管前端,左手持纱布托住胃管,右手将胃管从选定侧鼻腔轻轻插入,至14～16 cm时,根据患者具体情况进行插管:①清醒患者:嘱患者吞咽,顺势将胃管向前推进,直至预定长度。②昏迷患者:左手将患者头部托起,使下颌靠近胸骨柄,增大咽部通道的弧度,使管端沿后壁滑行,插入胃管至预定长度	15	
	插胃管过程中,观察患者病情变化:①若出现恶心、呕吐,应暂停插入,嘱患者深呼吸,稍后再插;②插入不畅时,检查胃管是否盘曲于口中或将胃管抽出少许,再小心插入;③呛咳、呼吸困难、发绀时,应立即拔管休息后再重新插入	5	
	证实胃管在胃内:①在胃管末端连接注射器抽吸,有胃液被抽出;②置听诊器于患者胃部,快速经胃管向胃内用注射器注入10 mL空气,听到气过水声;③将胃管末端置于盛水的治疗碗内,无气泡逸出	10	
	确认胃管在胃内后,脱手套,用胶布将胃管固定于鼻翼及颊部	5	
	洗手	5	

续表

操作项目	操作内容	分值	得分
操作步骤〈90分〉	用注射器抽取少量胃液,然后注入少量的温开水(不少于 10 mL),再注入鼻饲液或药液等,鼻饲完毕后再注入少量温开水冲净胃管	10	
	将胃管末端塞紧或反折,用纱布包好,贴管道标识后用别针固定于合适处	2	
	协助患者清洁口腔、鼻部及面部;撤去弯盘和治疗巾	2	
	整理床单位,协助患者取舒适卧位。询问患者需要,告知注意事项	5	
	处理用物,规范洗手,脱口罩,记录插管时间、鼻饲液种类及量、患者有无不适反应等	1	
	在操作中体现人文关怀	5	
总分		100	

单元五
排尿护理技术

任务5.1 评估异常尿液

日期：　　　　　　　　　　　　　　小组组别：

小组成员：

单元五答案

知识应用测评

[单项选择题]

1.患者,女,因失血性休克,经抢救后给予留置导尿,24 h内引流尿液350 mL,此状况属于(　　　)。

A.无尿

B.少尿

C.尿潴留

D.尿量正常

E.尿量偏少

2.患者,女,28岁。近日出现尿急、尿频,排出的新鲜尿液有氨臭味,提示为(　　　)。

A.尿毒症

B.膀胱炎

C.肾结石

D.肾积水

E.糖尿病酮症酸中毒

3.正常尿液的颜色呈(　　　)。

A.鲜红色

B.酱油色

C.乳白色

D.黄褐色

E.淡黄色

4.患者,男,43岁。尿毒症晚期,24 h尿量是50 mL,属于(　　　)。

A.少尿

B.尿潴留

C.尿闭

D. 多尿

E. 尿崩

5.膀胱炎时,新鲜尿液有(　　)。

A. 烂苹果味

B. 氨臭味

C. 腥味

D. 大蒜味

E. 苦味

任务 5.2　评估并护理异常排尿活动患者

日期:　　　　　　　　　　小组组别:

小组成员:

异常排尿活动任务单

【情景案例 1】

患者,女,68 岁,在活动时出现头痛,继而晕倒在地,意识不清。送往医院途中尿液不自主地流出,右侧肢体不能活动,既往高血压病史 16 年,最高血压 180/120 mmHg,查体:T 36.5 ℃,P 60 次/分,R 16 次/分,BP 200/100 mmHg;意识不清,压眶有反应,双眼向右凝视,口角下垂。

任务下达:尿液的评估内容有哪些,从尿液的颜色、透明度、酸碱度、比重、气味等方面评估,并填入下方空白框中。

任务实施:

1.判断该患者出现了哪种排尿活动的异常,原因是什么?

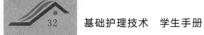
2.思考应怎样护理该患者,并将思考结果填入下方空白框中。

【情景案例2】

患者,女,30岁,子宫切除术后4天,拔出导尿管2h后不能自行排尿,患者烦躁不安。主诉:下腹胀痛、有尿意但不能排出,查体见耻骨联合上方膨隆,可触及囊性包块,叩诊呈实音。

任务下达:请写出异常排尿活动的评估内容有哪些?

任务实施:

1.判断该患者出现的问题及原因。

2.应该采取哪些护理措施解决该患者的问题?

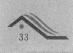

任务5.3　操作留置导尿术

日期：　　　　　　　　　　小组组别：

小组成员：

留置导尿术任务单

【情景案例】

患者林某,女,52岁,住院号：××××,因摔伤致右上肢疼痛、活动受限1 h急诊入院。查体：T 36.8 ℃,P 84次/分,R 18次/分,BP 120/80 mmHg。神志清楚,痛苦面容,右上肢肿胀明显,末梢血液循环好,无麻木感。既往有糖尿病病史2年。经X线检查后,诊断为右肱骨粉碎性骨折。需行骨折切开复位内固定术。

任务下达：请为该患者行术前导尿术并留置导尿管。

第一步：请仿照该案例情景自行上网寻找案例进行操作,填写临时医嘱单。

患者病情摘要(需写出其生命体征数值)：

临时医嘱单

姓名：　　床号：　　性别：　　年龄：　　科别：　　住院号：

签开医嘱			临时医嘱	执行医嘱		
日期	时间	签名		日期	时间	签名

第二步：请思考哪些患者需要行留置导尿术。

留置导尿术目的：

留置导尿术适用范围：

组内选择案例的目的：

第三步:绘制男性患者尿道图(标出三个狭窄两个弯曲位置)。

第四步:请用文字和图片解释解剖特点对导尿操作有什么启示。

第五步:完成实训评价。

一、任务自评

完成较好的方面:

有待改进的方面:

二、教师评价

(一)知识应用测评

[单项选择题]

1.患者,男,33岁。尿失禁留置导尿管,为防止逆行感染,以下措施正确的是(　　)。

A.每天消毒1次导尿管

B.每两周更换导尿管1次

C.离床活动时将尿袋固定于腘窝以下

D.限制患者饮水量

E.每天消毒尿道口1～2次

2.患者,女,因失血性休克,经抢救后给予留置导尿,24 h内引流尿液350 mL,此状况属于(　　)。

A.无尿

B.少尿

C.尿潴留

D.尿量正常

E.尿量偏少

3.患者,女,72岁。因脑出血、昏迷、尿失禁而入院。入院后给予留置导尿管。下列哪一项护理措施是正确的?(　　)

A.随时倾倒尿液,并提高引流管

B.每天更换留置导尿管

C.每周用消毒液棉球擦拭尿道口

D.每天做尿常规检查1次

E.发现尿液浑浊时进行膀胱冲洗

4.患者,女,28岁。近日出现尿急、尿频,排出的新鲜尿液有氨臭味,提示为(　　)。

A.尿毒症

B.膀胱炎

C.肾结石

D.肾积水

E.糖尿病酮症酸中毒

5.关于留置导尿管的护理措施,下列哪一项是正确的?(　　)

A.随时倾倒尿液,并提高引流管

B.每天更换留置导尿管

C.每周用消毒液棉球擦拭尿道口

D.每月做尿常规检查一次

E.发现尿液浑浊时进行膀胱冲洗

6.子宫切除手术前患者留置导尿管的目的是(　　)。

A.保持会阴部清洁干燥

B. 收集无菌尿标本做细菌培养

C. 测定残余尿

D. 避免术中误伤膀胱

E. 预防术后感染

7. 为防止虚脱和血尿,对膀胱高度膨胀的患者第一次放尿不应超过(　　)。

A. 2000 mL

B. 1800 mL

C. 1500 mL

D. 1000 mL

E. 500 mL

8. 对尿失禁患者进行健康指导,下列描述错误的是(　　)。

A. 指导患者做收缩和放松括约肌的锻炼

B. 病情允许时鼓励患者每天饮水 2000～3000 mL

C. 训练患者膀胱功能,定时开放导尿管

D. 患者入睡前应限制饮水

E. 肌肉训练应以患者不感觉疲乏为度

9. 患者,男,34 岁。因外伤后瘫痪导致尿失禁,留置导尿管时应(　　)。

A. 左侧卧

B. 去枕仰卧

C. 仰卧屈膝

D. 膝胸卧位

E. 头低足高

10. 为男性患者导尿时,提起阴茎和腹壁成 60°角,可使(　　)。

A. 耻骨下弯消失

B. 耻骨前弯消失

C. 尿道内口扩张

D. 尿道膜部扩张

E. 膀胱颈部肌肉松弛

11. 正常尿液的颜色呈(　　)。

A. 鲜红色

B. 酱油色

C. 乳白色

D. 黄褐色

E. 淡黄色

12. 患者,男,43 岁。尿毒症晚期,24 h 尿量是 50 mL,其属于(　　)。

A. 少尿

B. 尿潴留

C. 尿闭

D. 多尿

E.尿崩

13.患者,女,50岁。下蹲或腹部用力时,出现不由自主地排尿,此状况属于(　　　)。

A.功能性尿失禁

B.压迫性尿失禁

C.反射性尿失禁

D.完全性尿失禁

E.神经功能受损

14.患者,女,36岁,因卵巢肿瘤住院择期手术。术前为其留置导尿管的目的是(　　　)。

A.收集尿培养标本

B.及时放出尿液减轻患者痛苦

C.测定膀胱容量和压力

D.保持会阴部清洁和干燥

E.排空膀胱,避免术中误伤

15.为女性患者导尿,插管深度为(　　　)。

A.15～18 cm

B.10～15 cm

C.6～8 cm

D.4～6 cm

E.2～4 cm

16.解除尿潴留的措施中,下列说法错误的是(　　　)。

A.膀胱按摩

B.温水冲洗会阴

C.听流水声

D.给予利尿剂

E.缓解焦虑情绪

17.患者,女,40岁,孕39周,行剖宫产术前护士为其留置导尿管,其目的是(　　　)。

A.膀胱给药

B.采集尿标本做细菌培养

C.测量膀胱容量

D.检查残余尿

E.防止术中误伤膀胱

(二)实操技能测评

女性患者导尿操作评分表

操作标准		分值	得分
准备	护士:着装整洁、规范,洗手、戴口罩,核对医嘱	3	
	环境:评估病房环境是否适合操作,关闭门窗,保护患者隐私	3	
	患者:评估患者的年龄、病情、合作程度、膀胱充盈度、局部皮肤情况等	9	
	用物:治疗车、治疗盘、一次性无菌导尿包、执行单、速干手消毒液等	5	

续表

	操作标准	分值	得分
操作中	携用物至床旁,核对患者信息。告知患者及其家属留置导尿管的目的、注意事项,取得患者的配合	5	
	护士站于患者右侧,协助患者脱去对侧裤腿,盖在近侧腿上,对侧腿用被子遮挡。协助患者取仰卧屈膝位,双腿分开略外展,露出外阴	5	
	垫巾:将治疗巾垫于患者臀下,弯盘置于近会阴处,消毒双手,核对检查并打开导尿包,取出初步消毒用物,护士一只手戴上手套,将消毒棉球倒入小方盘内	3	
	初步消毒:护士一只手持镊子夹取消毒棉球初步消毒患者阴阜、大阴唇,另一只戴手套的手分开大阴唇,消毒小阴唇和尿道口;污棉球置弯盘内,消毒完毕脱下手套置弯盘内,将弯盘及小方盘移至床尾处	8	
	将导尿包置于患者两腿间,打开导尿包。戴无菌手套,铺孔巾,使之形成一无菌区	5	
	按操作顺序整理好用物,润滑导尿管前段,根据需要将导尿管和集尿袋的引流管连接,取消毒液棉球放于弯盘内	5	
	再次消毒:弯盘移至外阴处,左手分开并固定小阴唇,消毒顺序为尿道口→小阴唇→尿道口,污棉球、镊子放床尾弯盘内	8	
	左手继续固定小阴唇,嘱患者放松,右手持镊子将导尿管对准尿道口插入 4~6 cm,见尿再插入 1~2 cm,松开左手,固定导尿管,首次放尿不超过 1000 mL	6	
	需做尿培养者,用无菌标本瓶取中段尿 5 mL,盖好瓶盖,放置于合适处	5	
操作后	导尿毕,拔出导尿管。撤去孔巾,擦净外阴,脱手套,协助患者穿好衣裤,取舒适卧位	5	
	整理床单位及用物,洗手,记录,尿标本瓶贴瓶签送检	5	
质量评定	严格执行无菌技术操作规程和查对制度,插管正确,防止尿路感染	5	
	护患沟通有效,关爱患者,观察病情,保护其隐私	5	
	操作有序,动作熟练	5	
	用物齐备,处置规范	5	
总分		100	

男性患者导尿操作评分表

	操作标准	分值	得分
准备	护士:着装整洁、规范,洗手、戴口罩,核对医嘱	3	
	环境:评估病房环境是否适合操作,关闭门窗,保护患者隐私	3	
	患者:评估患者的年龄、病情、合作程度、膀胱充盈度、局部皮肤情况等	9	
	用物:治疗车、治疗盘、一次性无菌导尿包、执行单、速干手消毒液等	6	

续表

	操作标准	分值	得分
操作中	携用物至床旁,核对患者信息。告知患者及其家属留置导尿管的目的、注意事项,取得患者的配合	5	
	护士站于患者右侧,协助患者脱去对侧裤腿,盖在近侧腿上,对侧腿用被子遮挡。协助患者取仰卧屈膝位,双腿分开略外展,露出外阴	5	
	戴手套,初步消毒,顺序为阴阜→阴茎→阴囊。另一只戴手套的手取无菌纱布裹住阴茎将包皮向后推暴露尿道口,自尿道口向外向后螺旋式擦拭尿道口、龟头及冠状沟(每个棉球限用一次)。污棉球、纱布置弯盘内,消毒完毕将小方盘、弯盘移动至床尾,脱下手套	8	
	将导尿包置于患者两腿间,打开导尿包。戴无菌手套,铺孔巾,使之形成一无菌区	5	
	按操作顺序整理好用物,润滑导尿管前段,根据需要将导尿管和集尿袋的引流管连接,取消毒液棉球放于弯盘内	5	
	再次消毒:弯盘移至外阴下,一只手用纱布包住阴茎将包皮向后推,暴露出尿道口。另一只手持镊子夹消毒液棉球螺旋擦拭尿道口、龟头至冠状沟。最后尿道口再擦拭一次,每个消毒液棉球只用一次,污棉球、镊子放床尾弯盘内	8	
	一只手继续持纱布提起阴茎使之与腹壁成60°角,另一只手用镊子持导尿管,嘱患者张口呼吸,对准尿道口插入 20～22 cm,见尿后再插入 1～2 cm,固定导尿管。首次放尿不超过 1000 mL	8	
	需做尿培养者,用无菌标本瓶取中段尿 5 mL,盖好瓶盖,放置于合适处	5	
操作后	导尿毕,拔出导尿管。撤去孔巾,擦净外阴,脱手套,协助患者穿好衣裤,取舒适卧位	5	
	整理床单位及用物,洗手,记录,尿标本瓶贴瓶签送检	5	
质量评定	严格执行无菌技术操作规程和查对制度,插管正确,防止尿路感染	5	
	护患沟通有效,关爱患者,观察病情,保护其隐私	5	
	操作有序,动作熟练	5	
	用物齐备,处置规范	5	
总分		100	

单元六
排便护理技术

 ## 任务 6.1　评估正常和异常粪便,护理排便活动异常患者

日期:　　　　　　　　　　　小组组别:

小组成员:

单元六答案

异常排便任务单

【情景案例 1】

患者,男,40 岁。大便次数增多,粪便呈果酱样,到医院就诊,诊断为阿米巴痢疾,收住入院。

任务准备:异常排便包括哪几种?

任务实施:如果你是该患者的主管护士,应该为该患者提供哪些护理措施?

【情景案例 2】

患者,女,38 岁。子宫切除术后,因伤口疼痛,几天未下床,4 天未解大便,今天排便艰难,且便后有鲜血滴出。

任务实施:你作为该患者的主管护士,应该怎么做?

任务6.2 操作大量不保留灌肠技术

日期：　　　　　　　　　　小组组别：

小组成员：

大量不保留灌肠技术操作任务单

【情景案例1】

患者朱某，男，50岁，因敌百虫中毒1 h入急诊科。查体：患者神志不清，T 37.8 ℃，P 100次/分，R 35次/分，BP 130/80 mmHg，急诊科护士立即为该患者洗胃，并行大量不保留灌肠技术。

【情景案例2】

患者王某，女，58岁，腹痛腹胀，3天未排便。遵医嘱给予生理盐水500 mL，大量不保留灌肠。

【情景案例3】

患儿，男，3岁，因次日晨需行阑尾切除术，术前遵医嘱给予大量不保留灌肠。

【情景案例4】

患者张某，男，40岁，因肺部感染入院，查体：T 40 ℃，P 110次/分，R 24次/分，乙醇拭浴后复查：T 41 ℃，医嘱：生理盐水1000 mL，大量不保留灌肠。

任务下达：

一、根据以上案例填写下表，辨别各种灌肠法的异同

	案例1	案例2	案例3	案例4
操作目的				
温度				
插入深度				
溶液量				
灌肠筒距肛门高度				

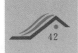

二、知识应用测评

[单项选择题]

1. 大量不保留灌肠时,灌肠筒内液面距肛门(　　)。

A. 40～60 cm

B. 60～70 cm

C. 50～60 cm

D. 45～55 cm

E. 40～50 cm

2. 保留灌肠的溶液量不宜超过(　　)。

A. 500 mL

B. 100 mL

C. 150 mL

D. 200 mL

E. 300 mL

3. 下列插管长度错误的是(　　)。

A. 大量不保留灌肠 7～10 cm

B. 小量不保留灌肠 9～10 cm

C. 保留灌肠 10～15 cm

D. 清洁灌肠 7～10 cm

E. 肛管排气 15～18 cm

4. 张某,女,55 岁,患阿米巴痢疾,护士为其进行保留灌肠治疗,安置卧位应采用(　　)。

A. 左侧卧位

B. 右侧卧位

C. 头高足低位

D. 头低足高位

E. 侧卧屈膝位

5. 为慢性细菌性痢疾患者进行保留灌肠,正确的是(　　)。

A. 应在晚间睡眠前灌入

B. 灌肠时取右侧卧位

C. 肛管插入 7～10 cm

D. 液面距肛门 40 cm

E. 灌肠宜保留 20～30 min

6. 可实施大量不保留灌肠的患者是(　　)。

A. 妊娠早期患者

B. 消化道出血患者

C. 高热患者

D. 急腹症患者

E. 肝硬化患者

7.患者,女,55岁。患阿米巴痢疾。护士为其安置右侧卧位,进行保留灌肠治疗,安置卧位的依据是(　　)。

A.医嘱内容

B.患者要求

C.病变部位

D.操作程序

E.合作程度

8.患者,男,35岁,患阿米巴痢疾。医嘱:甲硝唑保留灌肠。灌肠的溶液量不宜超过(　　)。

A.50 mL

B.100 mL

C.150 mL

D.200 mL

E.500 mL

9.保留灌肠时为了更好地发挥药物作用,应给患者(　　)。

A.取膝胸卧位

B.取头高足低位

C.侧卧位臀部垫高10 cm

D.肛管插入越深越好

E.提高灌注时压力

10.不宜行大量不保留灌肠的患者是(　　)的患者。

A.妊娠6个月

B.中暑

C.便秘

D.肠胀气

E.肠镜检查

11.患者,男,68岁。便秘5天,医嘱:0.2%肥皂水大量不保留灌肠,护士选用的灌肠液的温度应为(　　)。

A.4～8 ℃

B.15～20 ℃

C.28～32 ℃

D.39～41 ℃

E.45～50 ℃

12.患者,男,35岁。在剖腹探查术后3天出现腹部胀痛,查体:腹部膨隆,叩诊呈鼓音。最佳的处理方法是(　　)。

A.清洁灌肠

B.保留灌肠

C.大量不保留灌肠

D.肛管排气

E. 服药导泻

13. 小量不保留灌肠适用于（　　　）。

A. 镇静催眠

B. 肠道感染

C. 消化道出血

D. 降温

E. 腹部术后肠胀气

14. 患者，男，64 岁。肝性脑病前期，表现为躁动、神志不清，此时灌肠忌用（　　　）。

A. 0.1% 肥皂水

B. 生理盐水

C. 1、2、3 溶液

D. 油剂

E. 石蜡油

15. 阻塞性黄疸患者的大便颜色呈（　　　）。

A. 黑色

B. 黄褐色

C. 陶土色

D. 暗红色

E. 鲜红色

16. 关于肛管排气的操作，不妥的是（　　　）。

A. 肛管插入 15～18 cm

B. 与肛管连接的橡胶管插入盛水的瓶中

C. 帮助患者更换体位

D. 在患者腹部做离心按摩

E. 保留肛管 1 h

17. 0.1% 肥皂水灌肠适用于（　　　）。

A. 为中暑患者降温

B. 解除孕妇便秘

C. 手术前清洁肠道

D. 肠道杀菌

E. 镇静催眠

18. 患者，男，肝硬化晚期。伴有上消化道出血，其粪便为（　　　）。

A. 鲜红色便

B. 陶土色便

C. 果酱样便

D. 柏油便

E. 暗红色便

19. 患者，女，32 岁，因饮食不洁而腹泻，下列护理患者的措施中哪项不妥？（　　　）

A. 卧床休息，减少体力消耗

B.指导患者多进食蔬菜、水果

C.遵医嘱补液

D.观察排便情况

E.做好健康教育

20.肝性脑病患者灌肠不能选用肥皂水的原因是(　　　　)。

A.可引起腹胀

B.可导致腹泻

C.对肠道黏膜刺激性大

D.能促进肠道内氨的吸收

E.可引起体内电解质失衡

三、实操技能测评

情景模拟案例及标准化患者应用

(1)模拟情景描述见下表。

标准化患者	病房情景布置	情景用物	角色信息	重要实验室数据或辅助检查素材	医嘱
患者,女性,56岁,神志清楚,因顽固性便秘,6天无大便入院,医生嘱温盐水灌肠	病床、心电监护仪、呼叫铃、吸氧装置等	0.9％生理盐水 1000 mL(温度为39~41℃)、一次性灌肠袋、输液架、治疗车中用物	护士:执行医嘱,观察汇报病情;与患者进行沟通患者:标准化患者	血常规:正常凝血功能:正常	温盐水大量不保留灌肠

(2)对患者的分析如下所示。

姓名 李×	性别 女
年龄 56 岁	语言 普通话
教育程度 本科	职业 销售人员
社会经济背景 良好	婚育状况 已婚,育有1子1女
身高 175 cm	体温 36.5 ℃　心率 72 次/分
体重 68 kg	呼吸 22 次/分　血压 120/70 mmHg
既往史 痔 3 年余,予治疗,高血压 2 年余,长期服用降压药物,血压控制尚可	主诉 便秘 3 年,近 6 天无大便,并伴有胀感,偶有少量排气
患者神志情绪评估:神志清楚,对答切题,主诉腹胀,已 6 天未解大便,偶有少量排气,患有顽固性便秘多年,情绪焦虑,担心患有其他胃肠道疾病	

（3）请仿照情景 1 写出情景 2、3、4、5 的应对策略和沟通交流。

情景	应对策略	沟通交流
情景 1 　患者卧床休息，等待灌肠； 　患者神志清楚，对答切题，主诉 6 天未解大便，有胀感，情绪焦虑，卧床休息	患者腹胀、焦虑，文化程度较高，对护理质量要求高，在操作中注意与患者的沟通交流，保护患者的隐私，如：关闭门窗，清理无关人员	查房得知你有腹痛腹胀感，已 6 天没有排便，我们检查一下可以吗？——好的。松开床尾，请患者屈膝，用手轻轻按压腹部。阿姨，你有什么感觉吗？——肚子很胀。再让我检查一下你的肛周情况——好的。肛周皮肤清洁干燥，无破溃。阿姨，请你不要紧张，你的这种症状是因为长期卧床，运动较少，胃肠功能减慢所导致的便秘。现在我遵医嘱给予 0.1% 温肥皂水 500 mL 大量不保留灌肠。你以前灌过肠吗？——没有。哦，灌肠主要是通过肛管将灌肠液自肛门注入，通过刺激肠蠕动，促进肠腔积气和粪便的排出，阿姨，请你不要紧张，一会在操作的时候我的动作很轻柔，插管时你只深呼吸就可以了，整个操作过程需要 5～10 min，你现在需要排尿吗？——不要。其他没什么毛病吧？（禁忌证询问）——没有。那好，我现在去准备用物，我们待会见
情景 2 　灌肠过程中出现灌肠液注入不畅。患者左侧卧位，接受灌肠。灌肠液注入不畅有哪几种原因？作为护士应该如何处理		
情景 3 　灌肠过程中，患者主诉腹痛、腹胀，要求停止灌肠。患者大叫："我肚子疼，肚子胀，别灌了"。此时，作为护士应该如何处理		
情景 4 　灌肠过程中，患者出现面色苍白、出冷汗、剧烈腹痛、心慌。患者主诉："我肚子疼得厉害，心慌，特别难受。"表现为面色苍白、出冷汗。此时，作为护士应该如何处理		

续表

情景	应对策略	沟通交流
情景5 灌肠过程中,患者主诉便意明显,难以忍耐。患者主诉:"我忍不住了,大便要出来了。"灌肠过程中患者便意明显护士应如何处理		

标准化患者应用评分量表

尺度 向度	非常满意 80~100分	优 60~80分	欠佳 40~60分	亟须努力 0~40分	得分
正确性30%	回答正确	回答正确	回答部分正确	回答错误	
逻辑性20%	逻辑性强,案例分析层次明确且容易辨识,陈述紧凑、条理分明	有逻辑性,案例分析层次适当,陈述明确有条理但不够紧凑	逻辑性欠佳,案例分析层次不够清楚,陈述冗长条理不明确	没有逻辑相互矛盾,论辩层次紊乱,不知所云	
沟通交流40%	沟通交流切合实际,真诚	沟通交流生硬,部分贴合实际	沟通交流敷衍	沟通交流敷衍	
技术性10%	使用医学专业术语,表述引人入胜	使用医学专业术语,语句通顺,用字恰当	未使用医学专业术语,语句有不通之处,用字遣词须加强	未使用医学专业术语,语句不通,用字遣词不当	
总分					

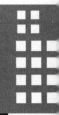

单元七
口服给药技术

任务 7.1　识记给药基本知识和药物治疗原则

日期：　　　　　　　　　　　　小组组别：

小组成员：

单元七答案

知识应用测评

[单项选择题]

1.患儿,6 个月,医生开医嘱 5% 葡萄糖氯化钠溶液 40 mL iv qd,正确的执行时间是（　　）。

A.每天上午 8 时

B.每天晚上 8 时

C.隔天上午 8 时

D.每天上午 8 时,下午 4 时各一次

E.每天睡前一次

2.下列哪项药品的保管原则是错误的？（　　）

A.抗生素按有效日期先后排列

B.药瓶上应有明显的标签

C.外用药用红色边作标签

D.剧毒药用蓝色边作标签

E.由专人保管,定期检查

3.关于药物保管原则,下列哪项不妥？（　　）

A.药柜宜放在光线充足处

B.由专人保管,定期检查

C.内服药与外用药应分类保管

D.麻醉药应加锁

E.瓶签模糊的药物需认真核对

4.生物制品类药物保存方法为（　　）。

A.密盖瓶保存

B.放入有色瓶

C.放入冰箱

D. 放在阴凉处

E. 远离明火

5. 每天两次的外文缩写是(　　　)。

A. bid

B. biw

C. qd

D. qid

E. tid

6. 下列用药治疗的原则中,正确的是(　　　)。

A. 发现医嘱有错误,护士可适当更改

B. 疑有变质的药物应慎重使用

C. 为工作方便可适当更改给药时间

D. 凡发生过敏的药物,可暂时停用

E. 给药后观察药物疗效及不良反应

任务 7.2　操作口服给药技术

日期：　　　　　　　　　　　　　　小组组别：

小组成员：

【情景案例】

李某,男,78 岁,因"反复胸闷、气短 2 年,加重 3 天"入院 ,入院诊断:扩张型心肌病、心功能Ⅲ级。查体:患者神志清楚,T 36.6 ℃,P 72 次/分,R 24 次/分,BP 96/61 mmHg,心率 72 次/分,心律不齐,闻及早搏 6 次/分。医嘱:氢氯噻嗪 25 mg po bid,地高辛 0.125 mg po qd,氯化钾缓释片 1g po tid。

任务下达:

1. 护士为该患者发放口服药时,发现患者不在,应该如何处理?

2. 根据地高辛的特性,为该患者进行正确的用药指导。

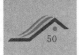

3.护士为该患者分发完口服药,一次性药杯收回后应该如何处理?

知识应用测评

[单项选择题]

1.有关口服药的规定,下列哪项是错误的?(　　)

A.鼻饲患者要停止用药

B.有疑问者要重新核对

C.服药后,要观察患者反应

D.服安眠药者防成瘾

E.服洋地黄者防中毒

2.下列口服给药注意事项中正确的是(　　)。

A.铁剂、阿司匹林需饭前服

B.服止咳糖浆后宜多饮水

C.服磺胺类药物后应多饮水

D.服强心苷类药物前先测血压

E.镇静安神药宜清晨空腹服用

3.患者,男,65岁。上午10时行磁共振检查,护士分发口服药时患者未回,此时正确的处理是(　　)。

A.交给同病室病友

B.暂缓发药

C.置于床头柜

D.交给患者家属

E.将药品退回药房

4.下列哪种药物宜在饭后服用?(　　)

A.健胃药

B.强心类药

C.发汗药

D.助消化药

E.磺胺类药

5.不符合取药操作要求的是(　　)。

A.取固体药用药匙

B.取水剂药液前将药液摇匀

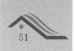

C.药液量不足 1 mL,用滴管吸取

D.油剂药液滴入杯内后加入适量冷开水

E.患者个人专用药不可互相借用

6.服用时应避免与牙齿接触的药物是( )。

A.止咳糖浆

B.棕色合剂

C.硫酸亚铁

D.碳酸氢钠

E.颠茄合剂

任务8 完成注射前的准备工作

日期：　　　　　　　　　　　小组组别：

小组成员：

【情景案例1】

刘某,男,60岁。体检发现血糖增高,诊断为2型糖尿病。医嘱:胰岛素10 U早晚餐前30 min皮下注射。现用药前抽吸药液。

【情景案例2】

张某,女,40岁。因子宫肌瘤准备于第二天手术,夜班护士发现患者晚上九时还是无法入睡。医嘱:安定注射液10 mg IM st。现用药前抽吸药液。

【情景案例3】

李某,男,60岁,因糖尿病入院。今天上午行B超检查后回病房即出现头晕、心慌、手抖、出冷汗、面色苍白、四肢麻木等表现。测血糖发现为低血糖反应,医嘱:50%葡萄糖50 mL IV st。现用药前准备药液。

任务下达:请选择案例进行药液准备。

抽吸药液技术操作工作任务单

一、知识应用测评

[单项选择题]

1.下列不符合注射原则的一项是(　　　)。

A.注射前必须洗手、戴口罩

B.仔细检查药液质量、有效期

C.注射的药物应在规定注射时间前临时抽取

D.肌内注射时如发现回血,应拔出针头,更换部位后重新进针

E.注射部位皮肤的消毒直径小于5 cm

2.自安瓿内吸取药液的方法不正确的是(　　　)。

A.仔细核查

B.将安瓿尖端药液弹至体部

C.用砂轮在消毒后的安瓿颈部划一锯痕,折断安瓿

D. 将针头斜面向下放入安瓿内的液面下吸药

E. 吸药时不得用手握住活塞内面

3. 为防止感染,注射时下列最重要的是( )。

A. 不在硬结处进针

B. 注射器完整无裂痕

C. 针头无锈无钩锐利

D. 注射前洗手戴口罩

E. 皮肤消毒直径大于 5 cm

二、实操技能测评

操作流程			分值	得分
操作前	核对、铺盘:核对医嘱与注射卡,检查药液质量和有效期,用无菌治疗巾铺好无菌盘备用		10	
操作中	抽吸药液	自安瓿内抽吸药液	轻弹安瓿顶端,将药液弹至体部	5	
			用砂轮在安瓿颈部锯痕	5	
			消毒安瓿及拭去玻璃细屑	5	
			折断安瓿	5	
			检查并取出注射器和针头,调整针头斜面向下	5	
			针尖放置安瓿内的液面下抽动活塞,吸取药液	10	
		自密封瓶抽吸药液	用启瓶器去除密封瓶铝盖中心部分,消毒液消毒瓶塞及周围,待干	5	
			检查注射器	5	
			向瓶内注入与所需药液的等量空气	5	
			倒转药瓶使针头斜面在液面下,吸取所需药液量	10	
			以示指固定针栓,拔出针头	5	
	排尽空气	将针头垂直向上,先回抽活塞使针头内的药液流入注射器内,并使气泡集中在针头根部,轻推活塞,排出气体		10	
	保持无菌	将安瓿或密封瓶套在针梗上,再次核对医嘱与注射卡后放于无菌治疗巾内备用		10	
操作后	再次核对医嘱与注射卡,处理用物,洗手		5	
总分			100	

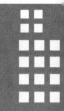

 任务 9.1　配制并皮内注射青霉素皮试液

日期：　　　　　　　　　　　　小组组别：

小组成员：

单元九答案

配制并皮内注射青霉素皮试液任务单

【情景案例】

患者王某，女，37 岁，因右踝部肿痛 3 天，局部见脓性分泌物入院，5 天前局部曾有蚊虫叮咬史，在外院肌内注射青霉素但未坚持治疗。查体：T 37.2 ℃，P 80 次/分，R 20 次/分，BP 117/50 mmHg，右踝部见一 3.5 cm×3.5 cm 红肿区，表面见脓性分泌物，局部有压痛，诊断为右足蜂窝织炎，已给予局部外用消毒杀菌药处理。医嘱：青霉素皮试，青霉素 800 万 U 加 0.9 ％ NS 250 mL 静脉输液。皮试 20 min 后看到局部皮肤出现红晕，患者主诉：有痒感。

请遵医嘱为患者进行青霉素药物过敏试验。

任务下达：

第一步：请分析该案例为什么要配制青霉素皮试液？

第二步：请判断该患者的皮试结果，并陈述判断依据。

第三步:思考青霉素药物过敏反应的预防,并将思考结果填入下方空白框内。

第四步:完成实训测评。

一、知识应用测评

[单项选择题]

1.下列哪项不属于过敏性休克的临床表现?(　　　)

A.面色苍白、出冷汗、血压下降

B.胸闷、气急、濒死感

C.全身淋巴结肿大

D.皮肤瘙痒、荨麻疹

2.使用青霉素正确的方法是(　　　)。

A.青霉素过敏者再次用药时须重做药物过敏试验

B.试验结果阴性者,今后再用时可免做药物过敏试验

C.青霉素外用时可不做药物过敏试验

D.注射之前应做好急救的准备工作

3.过敏性休克时呼吸道阻塞症状为(　　　)。

A.头昏眼花

B.气促濒死感

C.四肢麻木

D.血压下降

4.青霉素过敏性休克时,下列哪项不是使用肾上腺素的目的?(　　　)

A.松弛支气管平滑肌

B.收缩血管、减小外周阻力

C.兴奋心肌、增加心排血量

D.升高血压

5.患者王某,青霉素皮试呈阳性反应,下列措施中哪项错误?(　　　)

A.报告医生,修改治疗方案

B.告知患者及其家属,以后要再用青霉素一定重做药物过敏试验

C.在体温单、床头卡或门诊卡醒目注明青霉素阳性标记

D.做好急救准备

6.皮内注射青霉素后,观察反应结果需(　　　)。

A.10 min

B.15 min

C. 20 min

D. 25 min

E. 30 min

7. 下列有关皮内注射的描述错误的是(　　　)。

A. 做过敏试验时,不可用碘酊消毒皮肤

B. 注射部位可在前臂掌侧下段

C. 进针角度为5°

D. 拔针时应用无菌的干棉签按住针眼

E. 也可用于预防接种

8. 患者,64岁。患糖尿病10年,常规进行胰岛素注射6 U,餐前30 min,H,tid。"H"译成中文的正确含义是(　　　)。

A. 皮内注射

B. 皮下注射

C. 肌内注射

D. 静脉注射

E. 静脉点滴

9. 患者,18岁,患急性扁桃体炎,医嘱:青霉素皮试。配制青霉素皮试液时,其皮内注射剂量为(　　　)。

A. 10 U

B. 50 U

C. 100 U

D. 500 U

E. 2500 U

10. 皮内注射时,皮肤消毒剂是(　　　)。

A. 2.5 %碘酊

B. 0.1 %新洁尔灭

C. 75 %乙醇

D. 0.5 %碘酊

E. 95 %乙醇

二、实训操作测评

【情景案例】

赵某,女,47岁。3天前出现右上腹持续性疼痛,高热、寒战,伴巩膜轻度黄染入院。既往胆结石病史5年。查体:T 39 ℃,P 92次/分,R 22次/分,BP 80/50 mmHg。神志淡漠,右上腹压痛、反跳痛、肌紧张。B超检查:胆囊结石,胆囊炎,胆总管结石。拟在全麻下行胆囊切除、胆总管切开取石、"T"管引流术。任务:请遵医嘱为患者进行青霉素药物过敏试验。

药物过敏试验操作评分量表

考核内容		考核点及评分要求	分值	得分
评估	患者评估	1.核对医嘱、注射卡	2	
		2.全身情况:年龄、意识、病情、治疗情况、用药史、过敏史、家族史	2	
		3.局部情况:注射部位皮肤有无红肿、硬结、瘢痕等情况,肢体活动度	4	
		4.合作程度、健康知识	2	
	环境评估	明亮、清洁、安静,符合注射要求	2	
	自身评估	护士着装整洁,洗手、戴口罩	2	
	用物评估	1.准备用物:①无菌青霉素专用盘;②无菌特物钳及筒;③无菌纱布缸(内有无菌纱布数块);④皮肤消毒剂;⑤弯盘;⑥青霉素80万U/瓶;⑦生理盐水注射液;⑧砂轮和启瓶器;⑨注射单;⑩无菌棉签;⑪笔;⑫1 mL注射器;⑬2~5 mL注射器;⑭急救盒(内备0.1%盐酸肾上腺素、地塞米松、砂轮和注射器)和急救装置(吸痰管、氧气导管、氧气及吸引装置等);⑮锐器盒;⑯容器内放消毒湿手巾/手消毒剂(护士消毒手用);⑰其他(用物准备少一项扣0.5分)	4	
		2.查对无菌物品名称、灭菌日期和灭菌效果;查对药物名称、剂量、浓度、有效期、颜色、有无沉淀	4	
		3.用物齐全,摆放有序,符合注射操作原则	4	
实施		1.核对注射卡、药物	4	
		2.启开青霉素盖瓶,常规消毒	4	
		3.稀释青霉素(200 U/mL):①4 mL生理盐水注入80万U青霉素粉剂的密封瓶内,摇匀;②取1 mL注射器抽取上液0.1 mL,加生理盐水至1 mL,摇匀;③推掉0.9 mL药液,余0.1 mL,加生理盐水至1 mL,摇匀;④推掉0.9 mL药液,余0.1 mL,加生理盐水至1 mL,摇匀	16	
		4.套上针套,将青霉素密封瓶、急救盒一同置于无菌青霉素专用盘内备用	4	
		5.带用物至患者床旁,核对床号、姓名,查对注射卡,询问是否空腹,是否对酒精过敏,解释并取得患者配合	4	
		6.协助患者取合适体位	4	
		7.选定注射部位:前臂掌侧下1/3处	4	

续表

考核内容	考核点及评分要求	分值	得分
实施	8.用75％乙醇(若对酒精过敏,则用生理盐水清洁皮肤)消毒注射部位皮肤2遍,待干	4	
	9.查对青霉素密封瓶,排尽注射器内空气	4	
	10.左手绷紧注射部位皮肤,右手持注射器,针头斜面向上与皮肤成5°角刺入皮内,至针尖斜面完全进入后,左手拇指固定针栓,右手推0.1 mL药液,使局部变成一圆形隆起的皮丘,皮丘皮肤变白,毛孔显露;迅速拔针(进针过深扣2分;注入剂量不准确扣2分;拔针后按压扣2分)	10	
	11.再次查对,针头放入锐器盒,洗手,取下口罩	4	
	12.及时询问患者反应,协助患者拉好衣袖,取舒适卧位,整理床单位,严格交代注意事项,嘱20 min后观察结果	4	
	13.记录,按规定分类处理用物	2	
	14.结果判定:皮丘无隆起、局部无红肿、患者无自觉症状为阴性;皮丘隆起、局部出现红肿硬块,直径大于1 cm,或皮丘周围有伪足、痒感为阳性。记录并告知患者结果	6	
总分		100	

任务9.2　青霉素过敏性休克的判断和抢救

日期：　　　　　　　　　　小组组别：

小组成员：

青霉素过敏性休克的判断和抢救任务单

【情景案例】

患者王某,男,50岁,因淋雨受凉引起感冒,到社区卫生服务中心就医,接诊医护人员根据病情对其进行青霉素药物过敏试验,结果显示为阴性,而后为王某实施青霉素静脉滴注3天。停药1周后,王某又因扁桃体炎再次就诊,值班医生根据他前期用药情况,在没有做药物过敏试验的情况下,又给王某注射了青霉素。注射2 min后,王某自诉喉头发紧、胸闷不适,继而面色苍白、出冷汗。查体:P 120次/分,BP 85/55 mmHg,患者神志清楚。请根据以上案例完成下列任务。

任务下达：

第一步:请分析此案例患者发生了什么情况?

第二步:青霉素用药前应对患者进行哪些方面的评估?

第三步:此类情况发生后应如何处理?

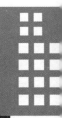

任务 10　操作皮下注射技术

日期：　　　　　　　　　　小组组别：

小组成员：

单元十答案

皮下注射技术操作任务单

【情景案例】

患者高某，女，45 岁，1 年前因右乳浸润性癌行右乳改良根治术，术后予 TAC 方案化疗，为行第四次化疗入院，查体：T 36.5 ℃，P 88 次/分，R 20 次/分，BP 120/70 mmHg，患者神志清楚，精神尚可，肝肾功能无异常，WBC：3.5×10⁹/L。医嘱：重组人粒细胞刺激因子 150 mg，H，st。

任务下达：遵医嘱为患者注射重组人粒细胞刺激因子。

第一步：通过查询书籍、网络等方法绘制出皮下注射常用部位图并标明具体名称。

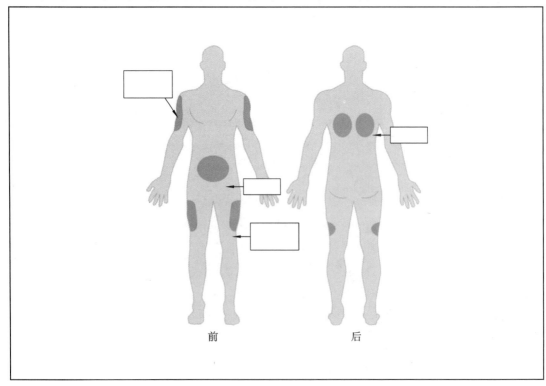

前　　　　　　　　　后

第二步:请自行上网寻找皮下注射案例进行操作,并填写临时医嘱单。

患者病情摘要(需写出其生命体征数值):

临时医嘱单

姓名:　　床号:　　性别:　　年龄:　　科别:　　住院号:

签开医嘱			临时医嘱	执行医嘱		
日期	时间	签名		日期	时间	签名

第三步:陈述皮下注射技术整个操作流程及与患者的沟通技巧和注意事项,并填写于下方表格中。

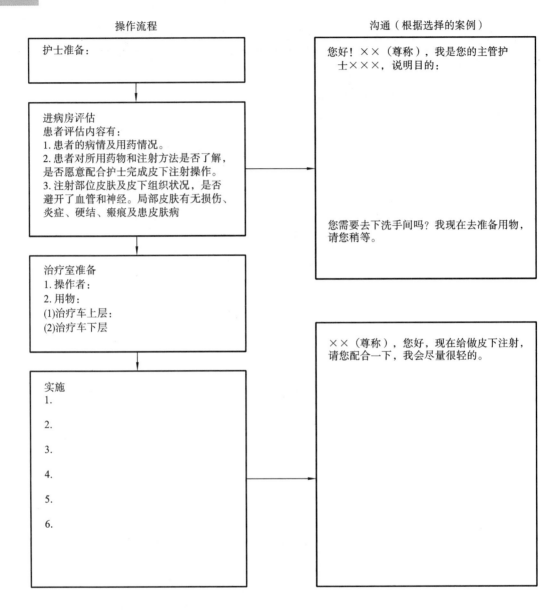

操作流程 | 沟通（根据选择的案例）

护士准备：

您好！××（尊称），我是您的主管护士×××，说明目的：

进病房评估
患者评估内容有：
1. 患者的病情及用药情况。
2. 患者对所用药物和注射方法是否了解，是否愿意配合护士完成皮下注射操作。
3. 注射部位皮肤及皮下组织状况，是否避开了血管和神经。局部皮肤有无损伤、炎症、硬结、瘢痕及患皮肤病

您需要去下洗手间吗？我现在去准备用物，请您稍等。

治疗室准备
1. 操作者：
2. 用物：
(1)治疗车上层：
(2)治疗车下层

××（尊称），您好，现在给做皮下注射，请您配合一下，我会尽量很轻的。

实施
1.

2.

3.

4.

5.

6.

第四步：根据组内选择案例分组进行实训操作。

第五步：完成实训评价。

一、任务自评

完成较好的方面：

有待改进的方面：

二、教师评价

皮下注射技术操作评分表

	操作流程		分值	得分
评估准备	护士准备:着装整洁、规范,洗手、戴口罩、核对医嘱		5	
	评估患者:解释,取得患者配合。评估患者年龄、病情、意识状态、自理能力、心理反应、注射部位皮肤情况		5	
	准备用物:治疗车,治疗车上层:治疗盘、1～5 mL一次性注射器(1～2个)、消毒液、灭菌棉签、注射药物、速干手消毒液等;治疗车下层:锐器盒、生活垃圾桶、医用垃圾桶等		5	
操作前	核对解释:携用物至患者床旁,做好解释,取得合作		5	
	摆好体位:协助患者取适当体位		5	
操作中	定位消毒:选择注射部位,消毒皮肤,待干		10	
	查对、排气:再次查对,排尽空气		10	
	进针:一只手绷紧皮肤,另一只手持注射器,以示指固定针栓使针头与皮肤成30°～40°角迅速刺入针头的1/2～2/3		5	
	注入药液:固定针头,松开绷紧皮肤的手,抽动活塞,无回血即缓慢推入药液		10	
	拔针按压:注射完毕以棉签轻压针刺处,快速拔针		5	
操作后	再次核对:再次核对患者和药物信息,观察患者用药反应		5	
	整理记录:整理床单位,协助患者取适当体位。处理用物、洗手、记录		5	
质量评定	与患者沟通有效,关爱患者		10	
	严格执行无菌技术操作规程及查对制度		5	
	操作有序,动作轻柔、熟练		5	
	用物齐备,处置规范,记录及时		5	
得分			100	

任务 11　操作肌内注射技术

日期：　　　　　　　　　　　小组组别：

小组成员：

单元十一答案

肌内注射操作任务单

【情景案例】

患者,李某,住院号:××××,男,47 岁,因腹胀、乏力 3 个月,加重 2 天入院,收住肝胆外科。患者半年前无明显诱因逐步出现腹胀、乏力,2 天前症状加重。既往有肝硬化病史 5 年,近 1 个月来便秘;查体:中度腹水,贫血面容,巩膜轻度黄染,肝肋下未触及,脾肋下 3 cm,言语反应较慢,有定向力障碍,不能简单运算。入院诊断:肝硬化,肝性脑病。

任务下达:请遵医嘱进行维生素 B_1 肌内注射。

第一步:请参照该案例自行上网寻找肌内注射案例进行操作,并填写医嘱单。

患者病情摘要(需写出其生命体征数值):

医　嘱　单

姓名：　　性别：　　年龄：　　科别：　　床号：　　住院号：

日期	时间	医嘱	医生签名	执行时间	执行护士签名

第二步:转抄医嘱到注射药长期医嘱执行单。

注射药长期医嘱执行单

姓名:　　　性别:　　　床号:　　　病区:　　　住院号:

年		转抄者签名	医嘱内容	执行医嘱日期、时间、签名				
日期	时间							

第三步:明确肌内注射的目的。

肌内注射的目的:

分析该案例患者肌内注射的目的:

第四步:写出常用注射部位。

常用注射部位:

该案例患者肌内注射的最佳部位:

第五步:陈述肌内注射整个流程,与患者的沟通技巧以及注意事项,并填写在下方表格中。

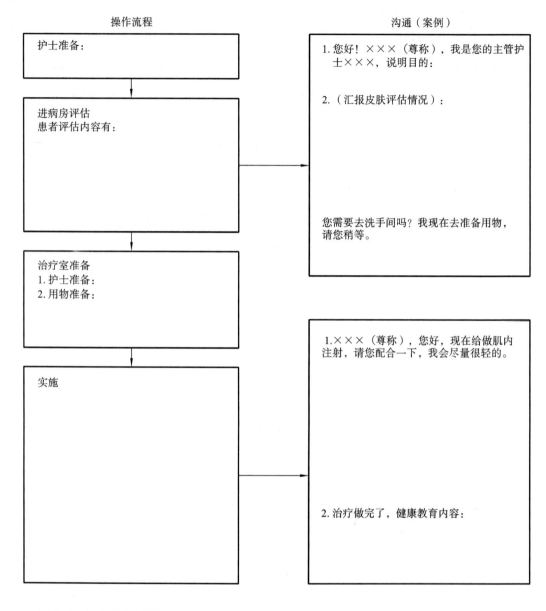

第六步:完成实训评价。

一、任务自评

完成较好的方面:

有待改进的方面：

二、教师评价

肌内注射操作评分表

项目		标准评分	扣分内容		得分
操作准备	护士	4	着装不规范 未按七步洗手法或洗手不认真，程序错误	（—2） （—2）	
	评估	8	未评估病情、注射部位情况 未评估合作程度、未询问过敏史 未解释告知注意事项 未做自我介绍及未进行查对	（各—1） （各—1） （各—1） （各—1）	
	查对	7	未按医嘱查对药名、剂量、浓度、时间、用法、批号、有效期，未查对消毒液、棉签、空针等　　　　　　　　　　（各—1）		
	用物	6	少一件、摆放乱	（各—1）	
操作步骤	吸药排气	8	污染、手法不正确 浪费药液、未排气或排气不足	（各—2） （各—2）	
	安全舒适	4	未注意患者安全、未保护患者隐私 未协助患者取注射部位	（各—1） （—2）	
	选部位	4	未再查对腕带，选择部位错误	（各—2）	
	消毒查对进针	18	消毒范围小、不规范 进针前未查对 消毒液未干进针 未绷紧或捏起皮肤 持针不正确，角度或深度错误	（各—3） （—3） （—2） （—2） （—2）	
	固定回抽	4	未固定、回抽不正确或未回抽	（各—2）	
	推药拔针查对	12	推药过快或漏出药液 未观察患者的反应 拔针方法不正确 操作后未查对 未交代注意事项	（各—2） （—2） （—2） （—2） （—2）	

续表

项目		标准评分	扣分内容		得分
操作步骤	整理	8	未整理床单位	（−1）	
			未协助患者取舒适体位	（−1）	
			污物乱放、遗留用物在病房	（各−1）	
			未分类放置	（−1）	
			未按七步洗手法要求洗手或洗手不认真、程序错误	（各−1）	
			未记录	（−1）	
整体评价	态度	4	态度不认真	（−2）	
			沟通技巧欠佳	（−2）	
	整体计划 操作时间 8分钟	8	操作不流畅	（−2）	
			处理问题不灵活	（−2）	
			颠倒程序	（−2）	
			跨越无菌区一次	（−2）	
			每超过30 s	（−1）	
	提问	5	回答错误	（−5）	
总分		100			

单元十二
静脉注射技术

🌀 任务 12.1　常见静脉注射部位的选择

日期：　　　　　　　　　　　小组组别：

小组成员：

第一步：简述常见静脉注射的部位。

第二步：绘制并简述小儿头皮静脉的部位。

🌀 任务 12.2　操作静脉注射技术

日期：　　　　　　　　　　　小组组别：

小组成员：

静脉注射操作任务单

【情景案例】

患者李某,男,住院号:××××,47 岁,因腹胀、乏力 3 个月,加重 2 天入院,收住肝胆外科。患者半年前无明显诱因逐步出现腹胀、乏力,2 天前症状加重。既往有肝硬化病史 5 年,近 1 个月来便秘;查体:中度腹水,贫血面容,巩膜轻度黄染,肝肋下未触及,脾肋下 3 cm,言语反应较

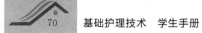

慢,有定向力障碍,不能简单运算。入院诊断:肝硬化,肝性脑病。

　　任务下达:请为该患者进行静脉注射。

　　第一步:请参照该案例自行上网寻找静脉注射案例进行操作,并填写出医嘱单。

患者病情摘要(需写出其生命体征数值):

医 嘱 单

姓名: 　性别: 　年龄: 　科别: 　床号: 　住院号:

日期	时间	医嘱	医生签名	执行时间	执行护士签名

　　第二步:转抄医嘱到注射药长期医嘱执行单。

注射药长期医嘱执行单

姓名 : 　床号: 　病区: 　住院号:

日期	时间	转抄者签名	医嘱内容	执行医嘱日期、时间、签名					

　　第三步:写出静脉注射的目的。

静脉注射的目的:

分析该案例患者静脉注射的目的:

第四步:写出常用注射部位。

常用注射部位:

该案例患者静脉注射的最佳部位:

第五步:根据组内选择案例进行静脉注射操作。

第六步:完成实训评价。

一、任务自评

完成较好的方面:

有待改进的方面:

二、教师评价

静脉注射操作评分表

操作流程		分值	得分
准备	护士:着装整洁、规范,洗手、戴口罩,核对医嘱单	5	
	环境:评估病房环境是否适合操作	2	
	患者:解释,取得患者配合。评估患者年龄、病情、意识状态、自理能力、心理反应、注射部位皮肤情况	5	
	用物:治疗车上层:治疗盘、头皮针或6~9号针头、一次性注射器、消毒液、灭菌棉签、注射药物、速干手消毒液等;治疗车下层:锐器盒、医用垃圾桶等	5	
操作前	查对,按无菌技术操作原则配置药物,携至床旁	5	
	"三查八对",做好解释,询问过敏史,取得合作	5	
	协助患者取适当体位	5	
操作中	穿刺点上方约6 cm处系止血带,选择静脉,松开止血带,洗手,常规消毒注射部位皮肤,再次扎上止血带,皮肤待干	5	
	再次查对,排尽空气	5	
	嘱患者握拳,护士左手指绷紧静脉下端皮肤,右手注射器,示指固定针栓,针尖斜面向上与皮肤成15°~30°角,从静脉上方或侧方刺入皮下,再沿静脉走向潜行刺入,见回血后再顺静脉走向平行进针少许	8	
	护士左手松止血带、嘱患者松拳,固定针头,抽动活塞,缓慢推入药液。在推注前应试抽回血,密切观察局部情况	5	
	注射完毕以棉签轻压针刺处,快速拔针,按压穿刺点3~5 min	5	
操作后	再次核对患者和药物信息,观察患者用药反应	5	
	整理床单位,协助患者取适当体位。将呼叫器放于床旁,交代注意事项,如有异常及时呼叫	5	
	处理用物,洗手,记录	5	
质量评价	与患者沟通有效,关爱患者	5	
	严格执行无菌技术操作规程及查对制度	5	
	操作有序,动作轻柔、熟练	5	
	用物齐备,处置规范,记录及时	5	
理论提问	监考老师提出1~2个与本操作相关问题	5	
总分		100	

任务 12.3　分析静脉穿刺失败常见原因

日期：　　　　　　　　　　　　　　小组组别：

小组成员：

分析静脉穿刺失败原因任务单

【情景案例】

患者杨某,女,62 岁,因患过敏性皮疹来院就诊。需要静脉注射 50％葡萄糖 40 mL＋10％葡萄糖酸钙 10 mL st,患者出现疼痛,局部皮肤隆起。

任务下达：

第一步:常见的静脉穿刺失败原因有哪些?

第二步:该患者是否可以继续注射,为什么?

第三步:该如何处理?

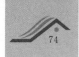

第四步:此次静脉穿刺失败的原因是什么?

知识应用测评

[单项选择题]

1. 下列不是静脉穿刺失败的常见原因的是(　　　)。

A. 刺入过深

B. 刺入过浅

C. 针头斜面未完全进入血管内

D. 皮下脂肪过多

E. 针头未刺入静脉内

2. 患者,男,45 岁。在护士为其进行静脉注射时,自述疼痛,推注时稍有阻力,推注部位局部隆起,试抽无回血,此情况应考虑是(　　　)。

A. 针头部分阻塞

B. 静脉痉挛

C. 针头滑出血管外

D. 针头斜面紧贴血管壁

E. 针头斜面部分穿透血管壁

3. 静脉注射过程中,发现患者局部胀痛、疼痛,试抽有回血,可能的原因是(　　　)。

A. 静脉痉挛

B. 针头刺入过深穿破对侧血管壁

C. 针头斜面一半在血管外

D. 针头斜面紧贴血管内壁

E. 针头刺入皮下

4. 静脉注射操作中,错误的做法是(　　　)。

A. 吸药,排气,穿刺点上方 6～10 cm 处系止血带

B. 患者握拳,消毒皮肤,待干,固定静脉

C. 针尖斜面向上,与皮肤成 40°角沿静脉潜行刺入

D. 见回血再进针少许,松拳,解止血带,固定针头

E. 缓慢推药,注毕快速拔针,无菌干棉签按压穿刺点

5. 股静脉穿刺部位在(　　　)。

A. 股神经内侧 0.5 cm 处

B. 股动脉外侧 0.5 cm 处

C. 股动脉内侧 0.5 cm 处

D. 股神经外侧 0.5 cm 处

E. 股神经与股动脉之间

6. 护士为某患者推注 50％葡萄糖 40 mL,液体推注至 10 mL 时患者主诉疼痛,局部肿胀,试抽无回血,应考虑(　　)。

A. 静脉痉挛

B. 针头一半在血管外

C. 针头阻塞

D. 针头滑出血管

E. 针头刺入太深

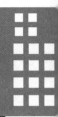

任务 13.1　认识分辨常见晶体溶液、胶体溶液、静脉高营养液

日期：　　　　　　　　　　　　　小组组别：

小组成员：

单元十三答案

任务下达：小组讨论并填写下方表格。

溶液	属于什么溶液	作用

溶液	属于什么溶液	作用

任务 13.2　操作静脉输液技术

日期：　　　　　　　　　　　　小组组别：

小组成员：

密闭式静脉输液技术任务单

【情景案例】

患者王某，男，50 岁，住院号：××××，因"头痛 3 天伴恶心、呕吐 1 h"来院就诊，平车入病房，既往有高血压病史，平时服药不规律，急查 CT 示"硬膜外血肿"，入院时神志清楚，精神差，查体：BP 200/105 mmHg，P 90 次/分。医嘱予 20%甘露醇 125 mL tid ivgtt。

任务下达：请为该患者进行静脉输液操作。

第一步:按照该案例情景自行上网寻找案例进行操作,填写医嘱单。

患者病情摘要(需写出其生命体征数值):

医 嘱 单

姓名:　性别:　年龄:　科别:　床号:　住院号:

日期	时间	医嘱	医生签名	执行时间	执行护士签名

第二步:转抄医嘱到静脉输液长期医嘱执行单。

静脉输液长期医嘱执行单

姓名:　床号:　病区:　住院号:

日期	时间	转抄者签名	医嘱内容	执行医嘱日期、时间、签名			

第三步:写出静脉输液的目的。

静脉输液的目的:

分析该案例患者静脉输液的目的:

第四步:静脉输液常用溶液的种类和作用。

晶体溶液:

胶体溶液:

静脉高营养液:

该案例患者需要静脉注射哪种溶液,分析为什么用该溶液:

第五步:写出补液原则。

第六步:写出常用输液部位。

常用输液部位:

该案例患者静脉输液选择部位:

第七步:画出体循环、肺循环图,写出从手背到肺的血液循环路径。

第八步:根据组内选择案例操作密闭式静脉输液技术。

第九步:完成实训评价。

一、任务自评

完成较好的方面:

有待改进的方面:

二、教师评价

静脉输液操作评分表

	操作流程	分值	得分
准备	护士:着装整洁、规范,洗手、戴口罩,核对医嘱	4	
	环境:评估病房环境是否适合操作	2	
	患者:解释,评估患者病情,局部皮肤、血管情况,有无过敏史、用药史	5	
	用物:治疗车、治疗盘、胶布、止血带、消毒液、棉签、弯盘 1 个、药液、注射器、速干手消毒液等	4	

	操作流程	分值	得分
操作前	携用物至床旁,查对	5	
	做好解释,取得患者配合。操作前查对患者姓名、床号,所输液体的药名、浓度、剂量、方法、时间。挂液体瓶于输液架,第一次排尽输液器内空气至头皮针处	5	
操作中	为患者安置舒适体位,一次性脉诊垫在患者腕部,选择合适的静脉扎止血带,松止血带	5	
	护士洗手,碘伏棉签顺时针方向消毒患者皮肤(直径>5 cm),待干,碘伏棉签逆时针方向消毒皮肤,待干。准备输液敷贴放在治疗巾上	5	
	在穿刺点上方6 cm处扎紧止血带	5	
	操作中再次查对	5	
	排尽输液器内空气,左手拇指绷紧静脉下端皮肤,右手持注射器,针头斜面向上与皮肤成15°~30°角进针,穿刺成功后降低角度再进针少许,松开止血带,嘱患者松拳,妥善固定针头	10	
	根据患者病情、年龄及药物性质控制静脉注射速度(注射完毕,迅速拔出针头,用干棉签按压穿刺点3~5 min)	5	
操作后	规范处置用物,洗手,操作后再次查对,记录	5	
	符合无菌技术	5	
质量评定	符合标准预防、安全给药原则	5	
	护患沟通有效,关爱患者	5	
	操作有序,动作轻柔,熟练	5	
	穿刺一次成功	5	
	用物齐备,处置规范,记录及时	5	
理论提问	监考老师提出1~2个与本操作相关问题	5	
总分		100	

任务 13.3 分析处理静脉输液常见故障

日期: 　　　　　　　　小组组别:

小组成员:

静脉输液常见故障任务单

任务下达:教师设计3个静脉输液案例,由学生分成8个小组结合案例患者病情、输液部位情况进行分组案例讨论。由组长提交讨论报告。

【情景案例 1】

患者王某,男,35 岁,因"发热 3 天"以"左下肺炎"收住入院,步入病房,既往体健,无过敏史,入院时神志清楚,精神略差,体温 39.0 ℃,X 线示"左下肺炎",医嘱予"NS 250 mL 青霉素 320 万 U 静滴",青霉素皮试(一)。请执行以下操作:NS 250 mL+青霉素 320 万 U 静滴。大约 10 min 后患者诉注射部位有疼痛感,推注时有阻力,注射部位局部隆起,抽无回血,请问:该患者出现什么输液故障?

【情景案例 2】

患者唐某,女,50 岁,因"头痛 3 天伴恶心、呕吐 1 h"来院就诊,平车入病房,既往有高血压史,平时服药不规律,急查 CT 示"硬膜外血肿",入院时神志清楚,精神差,查体:BP 200/105 mmHg,P 90 次/分,医嘱予"25% 甘露醇 125 mL"静脉滴注。患者刚开始静脉输液时,滴速为 110 滴/分,输液半小时后,患者发现滴速越来越慢,数了一下,滴速只有 32 滴/分,因此叫来护士。请问:如果你是护士,你会从哪些角度去发现并解决这个问题?

【情景案例 3】

患者王某,男,75 岁,因"反复咳嗽、咳痰 10 年加重 2 天"来院就诊,以"COPD 急性发作"收住入院,平车入病房,既往有 COPD 病史,无过敏史,入院时神志清楚,精神差,气急明显,口唇发紫,无法平卧,两肺闻及广泛湿啰音,查体:BP 130/80 mmHg,P 90 次/分,T 38.5 ℃,R 25 次/分,血气分析:$PaCO_2$ 50 mmHg,PO_2 60 mmHg。医嘱予"抗炎平喘对症治疗,NS 100 mL+甲强龙 40 mg"静滴。请执行以下操作:NS 100 mL+甲强龙 40 mg 静脉滴注。患者上卫生间后发现有回血,液体不滴。请问:如果你是护士,你会从哪些角度去发现并解决这个问题?

任务 13.4　判断和护理常见输液反应

日期：　　　　　　　　　　小组组别：

小组成员：

任务下达：教师设计 3 个静脉输液案例，由学生分成 8 个小组结合案例中患者病情、输液部位情况进行分组案例讨论。由组长交讨论报告。

【情景案例 1】

患者章某，男，22 岁，在静脉输液过程中，出现了突发性胸闷、胸骨后疼痛、眩晕、低血压，随即出现呼吸困难、严重发绀，患者有濒死感，听诊心脏有杂音。请问：该患者出现了什么问题？应如何急救处理？原因是什么？应如何预防？

【情景案例 2】

患者王某，男，50 岁，因"头痛 3 天件恶心、呕吐 1 h"来院就诊，平车入病房，既往有高血压史，平时服药不规律，急查 CT 示"硬膜外血肿"，入院时神志清楚，精神差，查体：BP 200/105 mmHg，P 90 次/分，医嘱予"25％甘露醇 125 mL"静脉滴注。患者下肢留置针穿刺处触摸到条索状的静脉并发红。请问：你作为接班护士，如何正确处理该患者的护理问题？

【情景案例 3】

患者关某，女，70 岁。因慢性阻塞性肺气肿住院治疗。当天上午 10 时起开始静脉输入 0.9％氧化钠溶液（NS）500 mL 及 5％葡萄糖溶液（GS）500 mL。滴速为 100 滴/分。11 时许，当护士查房时，发现该患者呼吸急促、咳嗽、咳粉红色泡沫样痰，大汗淋漓，有濒死感。请问：你作为接班护士，如何正确处理该患者护理问题？怎样预防此类反应的发生。

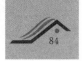

一、知识应用测评

[单项选择题]

1. 患者,女,66岁。因体质弱,短时间内输入大量液体,引起急性循环负荷过重,该患者的特征性症状是(　　)。

　　A. 喘憋,呼吸困难

　　B. 恶心,心慌

　　C. 发绀,烦躁不安

　　D. 呼吸困难,心悸

　　E. 胸闷,呼吸困难,咳粉红色泡沫痰

2. 输液时溶液滴入不畅,局部肿胀,查无回血,此时应(　　)。

　　A. 改变针头位置

　　B. 提高输液瓶

　　C. 局部热敷

　　D. 用手挤压橡胶管,使针头通畅

　　E. 更换针头重新穿刺

3. 下列疾病中,不宜快速大量输液的有(　　)。

　　A. 急性胃肠炎

　　B. 直肠癌

　　C. 糖尿病

　　D. 休克

　　E. 高血压心脏病

4. 输液时发生急性肺水肿,让患者端坐,两腿下垂,其目的是(　　)。

　　A. 减少回心血量,减轻心脏负担

　　B. 改善呼吸困难

　　C. 减轻咳嗽症状

　　D. 减轻组织水肿

　　E. 促进血液循环,改善缺氧

5. 患者,女,45岁。护士为其静脉注射50%葡萄糖溶液时,患者诉疼痛,推注时有阻力,注射局部隆起,抽无回血,此时应考虑(　　)。

　　A. 静脉痉挛

　　B. 针头滑出血管外

　　C. 针头部分阻塞

D. 针头斜面紧贴血管壁

E. 针头斜面部分穿透血管壁

6. 患者,男,50岁。阑尾炎术后第6天,今输液1 h后,突然寒战,高热,体温40 ℃。患者发热的主要原因可能是(　　)。

A. 溶液中含有对患者致敏的物质

B. 溶液中含有致热物质

C. 患者是过敏体质

D. 输液速度过快

E. 溶液温度过低

7. 对严重烧伤、休克、大出血患者采用静脉输液治疗的目的是(　　)。

A. 补充水分与电解质

B. 补充营养,供给热量

C. 改善心脏功能

D. 输入药物,治疗疾病

E. 增加循环血量,改善微循环

8. 下列溶液对纠正体内电解质失调有显著效果的是(　　)。

A. 晶体溶液

B. 浓缩白蛋白

C. 右旋糖酐

D. 血浆

E. 全血

9. 静脉输液时,导致茂菲氏滴管内液面自行下降的原因是(　　)。

A. 输液瓶位置太高

B. 输液速度太快

C. 环境温度太低

D. 滴管或滴管以下导管有漏气

E. 患者肢体摆放不当

10. 输液过程中出现静脉痉挛,其原因是(　　)。

A. 输液速度过快

B. 针头阻塞

C. 液体输入皮下组织

D. 输入药液的温度过低

E. 患者肢体抬举过高

11. 下列关于静脉痉挛导致输液滴注不流畅的处理,正确的是(　　)。

A. 局部血管热敷

B. 加压输液

C. 调整肢体位置

D. 减慢滴速

E. 抬高输液瓶

12.下列哪种溶液输入时速度宜慢?(　　　)

A.升压药

B.5％葡萄糖溶液

C.低分子右旋糖酐

D.抗生素

E.生理盐水

13.静脉输液时,出现沿静脉走向条索状红线、肿痛等症状时宜(　　　)。

A.适当活动患肢

B.降低患肢并用硫酸镁湿敷

C.生理盐水热敷

D.抬高患肢并用硫酸镁湿敷

E.70％乙醇湿敷

14.静脉输液是利用何种原理?(　　　)

A.负压作用

B.虹吸作用

C.空吸作用

D.液体静压

E.以上都不是

15.输液导致急性肺水肿的典型症状是(　　　)。

A.面色苍白、血压下降

B.心悸、烦躁不安

C.胸痛、咳嗽

D.呼吸困难,咳粉红色泡沫样痰

E.发绀、胸闷

16.患者,女,69岁。因乳腺癌住院化疗,输液过程中,患者突然出现呼吸困难,听诊心前区有响亮的“水泡音”,患者极有可能发生空气栓塞,栓塞部位是在(　　　)。

A.主动脉入口

B.肺动脉入口

C.肺静脉入口

D.下腔静脉入口

E.上腔静脉入口

17.静脉输液引起空气栓塞,致死原因是栓子阻塞(　　　)。

A.肺动脉入口

B.肺静脉入口

C.主动脉入口

D.上腔静脉入口

E.下腔静脉入口

18.静脉输液的速度,成人一般为(　　　)滴/分。

A.20～40

B. 40～60

C. 60～80

D. 80～100

E. 100～110

19. 输液过程中,发现针头阻塞的处理方法是(　　)。

A. 抬高输液瓶,增加压力

B. 用手挤压输液管,使针头通畅

C. 加压冲洗针头

D. 更换针头,重新穿刺

E. 调整针头位置

20. 留置针输液时皮肤的消毒范围一般为(　　)。

A. 直径不小于 15 cm

B. 直径不小于 12 cm

C. 直径不小于 10 cm

D. 直径不小于 8 cm

E. 直径不小于 5 cm

二、核心能力测评

1. 列举一个静脉输液案例,分析如何避免输液反应,如果输液反应已经发生,对患者有哪些影响?

2. 列举至少一项输液故障和处理方法。

单元十四
静脉输血技术

任务 14.1　认识和分辨常见血制品

日期：　　　　　　　　　　　　　　小组组别：

小组成员：

任务下达：小组讨论并填写下方表格。

血制品	属于什么血制品	作用
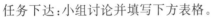		

续表

血制品	属于什么血制品	作用

任务 14.2 完成输血前准备

日期: 小组组别:

小组成员:

【情景案例】

患者王某,男,26 岁,因车祸伤及左侧胸腹部急诊入院。入院时患者表情淡漠,面色苍白,脉细弱,出冷汗、躁动不安。查体:体重 71 kg,BP 65/40 mmHg,P 120 次/分;左季肋部外伤处有压痛,腹部呈肌紧张、压痛、反跳痛,叩诊有移动性浊音,腹腔穿刺抽出不凝固血液。实验室检查:血红蛋白 70 g/L。结合检查诊断为左下位肋骨骨折、脾破裂,失血量约为 1800 mL。为纠正失血性休克,遵医嘱快速输血 1000 mL。

任务下达:分析以下两个问题。

第一步:作为护士,输血前应做好哪些准备工作?

第二步:根据患者的情况,应选择何种血制品进行输血? 其主要作用是什么?

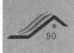

任务 14.3　操作密闭式静脉输血技术

日期：　　　　　　　　　　　　小组组别：

小组成员：

【情景案例】

患者王某，女，26 岁，因车祸致腹部受创急诊入院。查体：BP 65/40 mmHg，P 120 次/分，脉搏细速，表情淡漠，出冷汗，躁动不安。遵医嘱输血 200 mL。

任务下达：如何正确实施静脉输血技术？

密闭式静脉输血技术评分表

项目	考核要点	总分	得分
仪表	仪表端庄(2分)，服装整洁(3分)	5	
评估	核对床号、姓名、腕带(3分)	10	
	询问了解患者身体情况(1.5分)，了解既往有无输血史及不良反应(1.5分)，向患者解释目的(2分)		
	评估患者血管情况(1分)，选择适宜穿刺部位(1分)		
操作前	洗手(1分)，戴口罩(1分)	5	
	备齐用物(2分)，检查用物有效期(1分)		
操作中	核对医嘱(2分)	60	
	双人核对血袋包装、血液性质(2分)，双人核对配血报告单上的各种信息(2分)，双人核实血型检验报告单后签字(2分)		
	正确检查生理盐水(2分)，备好输血装置(2分)		
	携用物至患者床旁，再次双人核对患者姓名及血型(2分)		
	按使用顺序合理放置用物(2分)，协助患者取舒适体位(2分)		
	将血液及输液器备好待用(1分)，排气正确(1分)		
	穿刺部位下铺垫巾(1分)，在穿刺处上部系紧止血带(1分)，正确消毒穿刺部位皮肤(5分)，嘱患者握拳(1分)		
	再次正确排液(1分)，按无菌技术操作原则进行穿刺(3分)，成功后嘱患者松拳(1分)，松止血带(1分)，打开调节器(1分)，固定(1分)		
	擦手(2分)，无菌连接血袋(2分)，输血开始时滴速宜慢，观察 15 min(2分)，打钩、签时间、双人姓名(2分)，再次核对血型(2分)，无不良反应再根据患者情况及输血成分调节滴速(2分)		
	整理床单位(2分)，将呼叫器放置患者易触及处(1分)		
	观察患者有无输血反应(3分)		
	操作过程中沟通良好(3分)		
	告知患者输血过程中的注意事项(3分)		

续表

项目	考核要点	总分	得分
操作后	整理、处理用物方法正确(2分),洗手(1分),记录、医嘱双人签字(2分)	5	
评价	操作程序流畅(3分),流程合理(3分),操作熟练(4分)	10	
理论提问	输血时应注意哪些问题?(5分,回答不全得2分)	5	
合计		100	

任务 14.4 处理常见输血反应

日期: 小组组别:

小组成员:

【情景案例1】

患者李先生,男,36岁,周末开车同妻子张女士与女儿外出郊游,途中因车祸李先生与张女士外伤急诊入院,送治途中大量失血,需立即输血。护士陈某接到医嘱紧急配血,给李先生输A型红细胞2个单位。接到医嘱后护士陈某因突然腹痛,求助护士杨某帮其完成李先生的输血。护士杨某碍于两人的关系答应了陈某。护士杨某在操作过程中把原本输给张女士的血输入李先生体内。输血8 min后李先生发生了一系列输血反应。

任务下达:请结合案例中患者病情及输血的情况进行分组讨论。由组长提交讨论报告。

第一步:李先生发生了什么输血反应?

第二步:发生此反应的原因是什么?怎样预防?

第三步:如何处理此类反应?

【情景案例 2】

患者,女,18 岁,患溃疡性结肠炎,患者一直排脓血便,每天 20 次左右,血红蛋白 58 g/L,白蛋白 20 g/L,遵医嘱给予红细胞悬液 2 U,血浆 200 mL 静脉滴入,按输血顺序,先给予血浆滴入,在血浆静脉滴入快结束时,患者主诉全身瘙痒,颜面部及颈胸部有大量皮疹,通知医生,遵医嘱给予异丙嗪注射剂肌内注射,继续给予红细胞悬液静脉滴入,患者在输入红细胞悬液过程中,瘙痒,皮疹全部消失。第二天,再给予患者输血过程中,医生要求先给予红细胞悬液输入,后给予血浆,但是在血浆快输完时,患者再次主诉全身瘙痒,颜面部及颈胸部有大量皮疹,有轻微过敏反应。

第一步:该患者发生了什么输血反应?

第二步:发生此反应的原因是什么? 怎样预防?

第三步:如何处理此类反应?

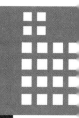

 任务 15　操作静脉采血技术

日期：　　　　　　　　　　　　小组组别：

小组成员：

单元十五答案

静脉采血操作任务单

【情景案例】

患者安某,男,34 岁。因头部外伤 18 h 入院。伤后神志不清,持续约 3 h 后苏醒,主诉头痛。2 h 前,患者再次神志不清,烦躁不安,频繁呕吐,呈喷射状。查体：T 36.4 ℃,P 64 次/分,R 12 次/分,BP 130/88 mmHg。患者深度昏迷,呼之不应,右侧瞳孔散大,对光反射消失,心肺正常,左侧下肢病理征阳性。CT 示：颅盖骨折。初步诊断：硬膜外血肿。

任务下达：请遵医嘱为患者采集血常规标本和血清生化标本。

第一步：按照该案例情景自行上网寻找案例进行操作,填写临时医嘱单。

患者病情摘要（需写出其生命体征数值）：

临时医嘱单

姓名：　　　床号：　　　性别：　　　　科别 ：　　　住院号：

签开医嘱			临时医嘱	执行医嘱		
日期	时间	签名		日期	时间	签名

第二步：根据临时医嘱单填写检验单。

医院检验单

年　月　日		编号

姓名　　　　　性别　年龄　科　床　门诊/住院号：

临床诊断　　　　　　　结果：

编号

检 验 物

检验目的

送检医师：　　　　　　检验者：　　　　　　审核：

第三步：分析采血目的。

静脉采血的目的：

分析该案例患者静脉采血的目的：

第四步：完成静脉采血常用试管的表格统计。

试管名称	头盖颜色	检验项目	分类

第五步:选择采血静脉。

常用采血部位:

该案例采血应选择什么部位:

第六步:根据所选案例进行操作。

第七步:完成实训评价。

一、任务自评

完成较好的方面:

有待改进的方面 :

二、教师评价

静脉采血技术操作评分表

	操作流程	分值	得分
评估	辨识患者	5	
	采集部位的皮肤:有无水肿、破损、瘢痕。血管情况:静脉充盈程度、管壁弹性	5	
	患者有无紧张、焦虑、恐惧	2	
	需要禁食、禁水项目患者的落实情况	2	

续表

	操作流程		分值	得分
操作前	回治疗室准备用物,检查用物有效期等		5	
	携用物至床旁		5	
	核对解释:携用物至患者床旁,做好解释,取得合作		5	
	摆好体位:协助患者取适当体位		5	
	护士戴手套,选择静脉		5	
操作中	定位消毒:在穿刺点上方6～8 cm处扎止血带,常规消毒皮肤,待干		5	
	穿刺抽血-注射器抽血	1.穿刺抽血:按静脉注射法将针头刺入静脉,见回血后,抽动活塞抽取所需血量	5	
		2.拔针按压:采血完毕,松止血带,嘱患者松拳,迅速拔出针头,用无菌干棉签按压局部至不出血为止	6	
		3.将血液注入标本容器 (1)血培养标本:除去铝盖中心部,常规消毒瓶塞,更换针头后将所需血液量注入瓶内; (2)全血标本:取下针头,将血液沿试管壁缓缓注入盛有抗凝剂的试管内,轻轻摇匀,使血液与抗凝剂充分混匀; (3)血清标本:取下针头,将血液沿试管壁缓缓注入干燥的试管内,同时采集不同种类血标本时,应先注入血培养瓶,然后注入抗凝管,最后注入干燥试管	10	
	穿刺抽血-采血针抽血	穿刺抽血取下真空采血针护套,手持采血针,按静脉注射法将针头刺入静脉,见回血,将采血针另一端刺入真空管,采血至所需量	10	
	拔针按压	采血完毕,松止血带,嘱患者松拳,迅速拔针。防止皮下出血或淤血。拔出针头,用无菌干棉签按压局部至不出血为止。凝血功能障碍以及长期应用抗凝剂患者拔针后可适当延长按压时间	5	
操作后	再次核对床号、姓名、检验项目		10	
	整理床单位,协助患者取适当体位。处理用物,洗手,记录		5	
	将血标本连同化验单及时送检		5	
总分			100	

单元十六
咽拭子标本采集技术

 任务 16　咽拭子标本采集任务

日期：　　　　　　　　　　　小组组别：

小组成员：

单元十六答案

咽拭子标本采集工作任务单

【情景案例】

　　患者胡某,男,34 岁,中国籍,入境前在非洲刚果(金)工作。胡某自诉于 2020 年 9 月底在非洲刚果(金)出现咽部不适,在当地进行新冠病毒核酸检测,结果为阴性,2020 年 12 月 29 日,胡某乘坐飞机抵达广州白云机场入境。

　　任务下达:请为该男子做核酸检测。

　　第一步:按照该案例情景自行上网寻找案例进行操作。

　　第二步:分析咽拭子标本采集的目的。

咽拭子标本采集的目的:

分析该案例进行咽拭子标本采集的目的:

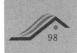

第三步:观看视频,总结咽拭子标本采集步骤。

第四步:根据所选案例进行操作。

第五步:完成实训评价。

一、任务自评

完成较好的方面:

有待改进的方面:

二、教师评价

咽拭子标本采集技术评分表

	操作流程		分值	得分
准备	护士:着装整洁、规范,洗手、戴口罩,核对医嘱		5	
	环境:评估病房环境是否适合操作		5	
	患者:评估患者的病情,口腔黏膜和咽部感染情况。向患者讲解咽拭子标本采集的目的、注意事项及配合要点,取得患者配合		10	
	用物:治疗车上层:无菌咽拭子培养管、压舌板、化验单、手电筒、免洗手消毒液等。治疗车下层:生活垃圾桶、医用垃圾桶等		5	
操作前	携用物至床旁,查对患者床号、姓名		5	
	检查容器有无破损		5	

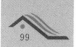

续表

	操作流程	分值	得分
操作中	协助患者用清水漱口,点亮手电筒,嘱患者张口,发"啊"音,显露咽喉(必要时用压舌板将舌头下压)	10	
	取出培养管中的拭子,轻柔、迅速地擦拭两侧腭弓、咽及扁桃体上分泌物(做真菌培养时必要时在口腔溃疡面取分泌物)	10	
	取毕,将棉签插入试管中,塞紧瓶塞	10	
操作后	分类整理用物,协助患者取舒适体位	10	
	洗手,记录	5	
	注明标本留取时间,及时送检	5	
质量评定	与患者有效沟通,关爱患者,患者无黏膜损伤	5	
	操作有序,动作熟练	5	
	采集标本符合要求	5	
总分		100	